U0071021

蟎蟲、酒糟與玫瑰斑

黃輝鵬醫師 著

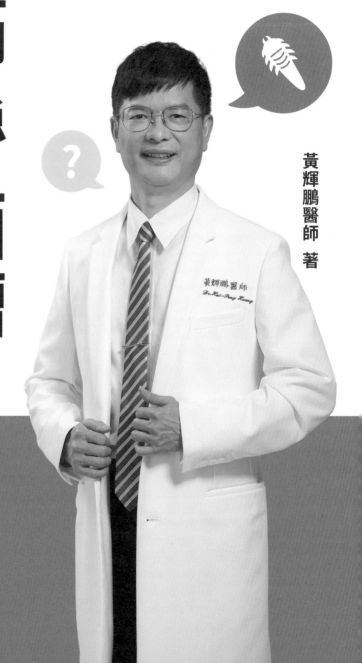

日前接到黃輝鵬醫師的邀約，希望我能爲他的新書《蟎蟲、酒糟與玫瑰斑》寫一個序文。我們成大皮膚科在1988年成立的時候，我是皮膚科的第一任主任，而黃醫師則是當時第一屆的住院醫師。黃醫師在住院醫師訓練期間表現相當優秀，訓練完成後，我曾邀請他留任爲主治醫師。但是他當時以家庭的考量，決定離開去開業。轉眼大約30年過去了。多年來，我在成大門診時，可以透過他轉診過來的轉診單上面的診斷及處置，而感受到黃醫師在基層爲病友診察的用心及醫療品質，感到相當欣慰。

近一二十年來，有些皮膚專科的診所會聘用非皮膚科醫師來幫忙看診。黃醫師爲了維護診所看病的品質，一直都是親自看診。更令我驚喜的是，就誠如同黃醫師在他的自序裡面提的，他從2012年開始對蟎蟲在臉部皮膚病，特別是玫瑰斑裡扮演的角色發生興趣，之後他在門診針對玫瑰斑及其他臉部相關的皮膚病，有非常深入的觀察及探討。經過多年的努力以及透過與成大皮膚科在臨床及病理的共同研究，其成果陸陸續續於2019到2022年之間，共發表了六篇學術文章，包括臉部玫瑰斑的臨床診斷，鑒別診斷，研發出兩種的比較簡便的檢測蟎蟲密度的方法（superficial needle-scraping method 2019; thumbnail-squeezing method 2020），可以有效的評估並比較玫瑰斑及其他臉部相關的皮膚病灶的蟎蟲密度，進而探討蟎蟲過度增生在玫瑰斑扮演的角色（2021）。

隨後又發表了三篇的學術文章針對 ivermectin 及羥鈷胺（hydroxocobalamin）使用在玫瑰斑的療效以及比較不同種治療方法的療效及副作用等的臨床經驗，作了很詳細的報導。

透過黃醫師在本書裡詳細的記載他多年來探索研究的歷程，可以知道黃醫師在基層除了對醫療品質的要求以外，他對臨床研究的熱誠，在我所認知的基層皮膚專科醫師裡面也顯得相當優秀及突出，是一個令人敬佩的臨床醫師及醫學研究者，他的這些成就令我這個為師者及成大皮膚科引以為榮！所以當黃醫師請我為他的新書寫序的時候，我除了覺得榮幸以外，也覺得義不容辭地予與推薦。

黃醫師的新書裡針對包括臉部玫瑰斑的臨床診斷，鑒別診斷，以及用自創的檢測蟎蟲密度的方法，來有效的評估並比較玫瑰斑及其他臉部相關的皮膚病灶的蟎蟲密度，蟎蟲過度增生在玫瑰斑扮演的角色，及不同治療方法在玫瑰斑的療效等等，已做了很詳實的報導，其內容很值得醫師及病友的參考。既然要為黃醫師的新書寫一個序，有關於這一個書本的各個章節的內容，我就不再贅述。今天我主要是想提供一些黃醫開始做這些研究之前，我們在成大對於玫瑰斑及蟎蟲病的臨床及病理之研究作個簡述，為黃醫師這些年來的研究提供一個背景資訊。

我個人是1988年從美國受黃崑巖院長之邀回到成大，主要負責皮膚科臨床及皮膚病理的醫療服務及研究。回顧早年我在台大做住院醫師的年代，臨床上很少看到酒糟的病例，也沒有診斷過蟎蟲病。這兩種病都是在我到成大服務以後，開始透過臨床及病裡的觀察，逐漸學會辨識這些疾病的特徵、診斷及治療。早年台灣的皮膚科界對這兩種疾病的認識或關注不多，也幾乎沒有學術文章的報導。我們在2004年到2017年之間陸續整理成大玫瑰斑及蟎蟲病的臨床病例的詳細資料，總共發表了八篇有關於玫瑰斑的臨床特徵、診斷、治療、頑固持續性紅斑和潮紅的治療，以及蟎蟲病的臨床病理的研究報告。有了這些臨床觀察及治療的經驗做基礎，讓我們在近年來可以跟黃醫師對玫瑰斑的診治及蟎蟲共同做更深入的探討。我個人在台灣雖然算是在玫瑰斑及蟎蟲病的臨床研究上面起了個頭，包括在2004年建議將酒糟改名為玫瑰斑，在2005年的兩篇文章強調 Rosacea 玫瑰斑是一個容易被誤診的臉部疾病，玫瑰斑的診斷治療及致病機轉，以及用口服 carvedilol，外用brimonidine 對玫瑰斑的療效等等。但我覺得以黃醫師近年來在玫瑰斑及蟎蟲方面的研究所累積的臨床經驗及實力，絕對是青出於藍。個人覺得無論在台灣或國外，黃醫師都堪稱是玫瑰斑及蟎蟲專家裡面的佼佼者，也是我們台灣皮膚科界的榮耀。

　　回顧早年我在門診看玫瑰斑的病人，每個病人經常要花上20分鐘左右，除了要詳細了解這個病人的病情、症狀、誘發因子、過去用何種藥物治療及其反應或療效以外，還要仔細釐清病人臉部原先有什麼樣的疾病，現在又有什麼併發症等等，最後再提供一個最合適的診斷及玫瑰斑、其他疾病或併發症的治療。有些病人會有持續性臉部紅斑，非常難以治療，除了外觀的困擾以外，其臉部皮膚發熱、灼熱感等等，造成這些病人身心極大的不適。記得早年在我們發表了一些有效治療頑固的臉部持續性紅斑病例的經驗以後，甚至也有病人遠從中國大陸打電話到診間來尋求幫助。還好隨著我們研究成果的發表以後，台灣的皮膚科界對玫瑰斑的關注、診斷及治療的能力及經驗都有明顯的提升。所以近十年來全國各地有許多皮膚科醫師，包括我們成大皮膚科訓練出來的另一位優秀的醫師，林政賢，也投入致力於提升玫瑰斑的診斷及對病人治療的品質，實在令人欣慰。

現代醫學的進步非常快速，日新月異。除了眾多學術機構及醫學中心是帶動研究的主力以外，能有像黃醫師這樣的基層醫師，除了直接深入做臨床觀察，且願意與醫學中心密切合作，持續投注這麼大的心力，將多年臨床觀察研究的心得，不僅發表在學術期刊，又更進一步把這些文章結集整理成書，讓更多的醫師及病友們可以一書在手，就能解答心中的許多疑問，實在難能可貴。以此，本人誠摯推薦此書，並期待會有更多有熱誠的基層醫師投入其個人有興趣及專長的主題或領域，做深入的臨床研究，以嘉惠病友。

國立成功大學醫學院皮膚科教授

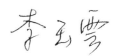

玫瑰斑（酒糟）在我當住院醫師時認爲是西方人常見的皮膚疾病，偶爾看到患者治療就是給口服四環黴素類藥物及外用metronidazole治療，衛教病人要防曬、保濕及避免所有惡化因子。但慢慢的發現病人數增加，在候診區常看到滿臉通紅、甚至紅到要出血的患者，一直搧扇子或吹手拿式電風扇，常懷疑患者是steroid induced rosacea like dermatosis。患者非常無助到有些神經質，我們這些年輕住院醫師及主治醫師不知要如何照顧這些患者，就都把患者轉到李玉雲教授門診去治療，也舉辦病友會及衛教演講，爲了分享臨床經驗及治療成果，李教授及徐嘉琪醫師發表carvedilol治療玫瑰斑的紅斑和潮紅。

黃輝鵬醫師是高我兩屆的學長，目前在基層服務，黃醫師非常認眞，卽使門診工作非常忙碌，仍常常來參加星期三下午的臨床及病理討論會。有一天黃醫師跟總醫師提出要在科部臨床及病理討論會時占用一些時間來分享他的研究。那一次的會議，見識到黃醫師對蠕形蟎蟲的研究是那麼透徹，精美的照片及錄影記錄著蠕形蟎蟲的生活史。

黃醫師近十年來提出兩種創新檢驗蠕形蟎蟲的方法，更努力分享給皮膚科同儕，成大醫院皮膚科目前也是採用黃醫師的蠕形蟎蟲檢驗方法，達到好的評估蠕形蟎蟲量，經過一系列研究與觀察，對照有關蠕形蟎蟲與病因病理的機轉，加上新藥物的問世，黃醫師提供了玫瑰斑（酒糟）的患者最適當的治療。

也不藏私的透過演講、研討會、衛教活動和社群媒體，讓皮膚科醫師和玫瑰斑患者認識玫瑰斑的相關議題和治療。

醫師必須在門診有限的時間為患者看病，因此無法給予所有病友及家屬詳細的說明和指導，所以黃輝鵬醫師集結他多年臨床經驗特別出版一本具有臺灣特色的玫瑰斑相關書籍，整理十年來他累積的臨床經驗、統計資料、已經發表的醫學論文及玫瑰之友心情故事。相信這本書能提供皮膚科專科醫師及病友更瞭解玫瑰斑（酒糟）的診斷、治療和衛教。

臺灣皮膚科醫學會理事長

趙曉秋

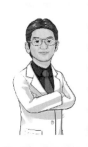

　　酒糟性皮膚炎是皮膚疾病裡面很常遇到但是又不好治療的疾病，從古代就有，西方白人更多，紅臉、紅鼻子，嚴重時有些病患會被誤以爲喝了酒。酒糟性皮膚炎臉紅的症狀有時候很像濕疹或過敏，也像青春痘，容易復發，過去這疾病的發病原因不清楚，治療藥物有限，也很難根除。近年來醫學的進步，有了很多新藥的開發，針對血管擴張、殺菌、抗發炎及抑制蟎蟲等的外用藥物大大地改善了酒糟性皮膚炎病患的生活品質。然而有好的藥物還是要有好的診斷，如何找出不同酒糟性皮膚炎的惡化原因，判斷皮膚是否有過多的蟎蟲造成的皮膚炎，必須要有很專業的臨床經驗。

　　黃院長苦心研究酒糟性皮膚炎十年，深入的研究蟎蟲如何造成皮膚發炎的機轉，如何精準的鑑定與判斷並給予更有效的治療。很敬佩黃院長對酒糟性皮膚炎研究的執著，在懸壺濟世的同時還能用自己的時間與力量，潛心鑽研這難治的皮膚疾病，累積了豐厚的臨床治療經驗，並無私地傳授指導後學，將其多年寶貴的臨床經驗撰寫成書，造福無數的酒糟性皮膚炎病患。

前長庚醫院皮膚部部長

台北長庚醫院皮膚免疫科主任

長庚大學醫學系教授

鐘文宏

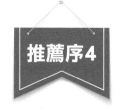

推薦序4

2018/3/25，是一個重要的日子。

這一天，我有幸參加了黃輝鵬醫師在他的診所舉辦的，首梯有關如何檢測「蠕形蟎蟲」的課程。而從那天起，也從此翻轉了我對於玫瑰斑的治療方式。以往，我的門診本來就有不少玫瑰斑（酒糟）的患者，治療的效果也還算不錯。可是，總會遇到一些患者，治療效果不彰，或是雖然治療有效，但沒多久又復發。

而這次的課程，不但讓我了解到，原來蠕形蟎蟲在玫瑰斑扮演了重要的角色，更訝異於黃院長原來針對玫瑰斑與蠕形蟎蟲的關係，已鑽研多年。黃院長所提出的觀念，不僅是台灣首創的新見解，在國際期刊中的研究也仍然很少。所以不但患者常常無法諒解為何要針對蠕形蟎蟲進行檢測和治療，連皮膚科同儕，也多抱持著質疑的態度。可以想見，黃院長這一路走來的孤獨與孤掌難鳴。

不過，先知總是寂寞的。隨著黃院長將自己的觀察，寫成多篇研究論文，陸陸續續在國際期刊上發表，再加上數十場學術研討會的演講，台灣開始有愈來愈多的醫師，認同這樣的觀念。更重要的，以此觀念為出發點的治療，不但讓許多久治不癒或反覆發作的玫瑰斑患者，得到相當好的成果，對於醫師同儕來說，也開啟了另一塊診斷的視野。以往看不懂的敏感肌，內油外乾，毛孔粗大，皮膚搔癢，治不好的丘疹膿皰等等，才知道竟然可能也都跟「蠕形蟎蟲」有關，大大提高了我們在診斷上準確性，也造福了無數的患者。而這些臨床研究，論文投稿，演講活動等種種的豐功偉績，大家別忘了，都僅是來自一位一人獨撐一整個診所所有門診的基層醫師，而不是醫學中心可以專心做研究的醫師。

　　我和黃院長都是成大醫院皮膚部訓練出來的皮膚科醫師，黃院長是大我很多年的學長。每次和黃院長討論各種皮膚上的問題，我總是能獲得很多的啟發，也對於學長細膩的臨床觀察，與深入鑽研，嚴謹的治學態度，非常折服。更難能可貴的，是黃院長雖然是相當資深的醫師，但對於年輕人的世界，卻從不落後。舉凡臉書社群的經營，Youtube 影片的錄製，行銷素材的拍攝，甚至連簡報投影片的製作，都很跟得上時代，不斷進化。每次和亦師亦友的黃院長聊天，讚嘆他的偉大發現時，他總是很謙虛地回我：「還要跟你們年輕人多學習。」想想看，有多少資深的醫師，願意走出舒適圈，順應時代趨勢而做出改變呢？

　　如今，黃院長願意無私地將自己的臨床心得及研究成果，以中文重新整理成書，內容不僅適合一般民眾看，也適合各科醫師從中理解整體觀念的脈絡，讓大家都能從科學數據的實証中，獲得正確的觀念，進而讓玫瑰斑患者，得到最好的治療及照顧。誠摯地推薦給大家！

林政賢皮膚科診所院長

林政賢

我對蠕形蟎蟲的認識開始於李玉雲教授的病例研究。李教授在一位臉上瀰漫性丘疹患者的皮膚切片檢體中看到了被肉芽腫性發炎（granulomatous inflammation）圍繞的蠕形蟎蟲。這個漂亮的蠕形蟎蟲病（demodicosis）病例讓李玉雲教授啟動了回顧性的皮膚病理研究。此研究成果在2007年皮膚科年會獲得最佳海報獎，發表文章也順利於2009被美國皮膚科醫學會雜誌（J Am Acad Dermatol）接受。文章被接受後接續的幾年裡，我們都沒有看到蠕形蟎蟲病的病例，而我自己也投身忙碌於蟹足腫與皮膚遺傳性疾病的基因研究，蠕形蟎蟲慢慢地消失在我的世界。

2015年某日李教授寄了封email，邀請我一起參與黃醫師的研究討論，黃醫師邀請我到他家中，討論他用針挑膿皰法（superficial needle-scraping for pustules, SNS）以及拇指擠壓法（thumbnail-squeezing method, TSM）檢測蠕形蟎蟲的數量。我對當時的場景依舊印象深刻，黃夫人準備了精緻的水果與點心，配上頂級的日本綠茶，讓我感到備受禮遇。更令我難忘的是，當時黃醫師剛結束一整天的三個門診工作，卻仍舊精力充沛地講述著有趣的臨床觀察。看著他無數的臨床與顯微鏡照片，不知道究竟下了多少功夫與投入了多少的時間精力在研究蠕形蟎蟲。討論中他甚至提及自己半夜起床觀察蠕形蟎蟲用皮脂腺囊腫（steatocystoma）的皮脂培養的情況，這樣研究的精神，讓身為醫學中心醫師的我都十分的汗顏與敬佩。

在黃醫師許多研究成果中，我最喜歡的是拇指擠壓法（thumbnail-squeezing method, TSM）。此方法可以讓我們可以量化皮膚病灶內的蠕形蟎蟲，提供疾病治療與追蹤上很重要的參考。此外，此方法也讓我們有機會可以取到大量的蟲體來做後續的機制研究。我深深相信此一方法將會被寫入皮膚教科書中酒糟與蠕形蟎蟲病（demodicosis）的章節裡。

我很榮幸有機會可以參與到黃醫師玫瑰斑與蠕形蟎蟲的研究之旅，我深信未來黃醫師在此領域上，將有更多突破性的發展。

國立成功大學醫學院皮膚科副教授

許釗凱 醫師

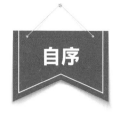

自序

　　2012年我們首次在一個反覆丘疹膿皰沒有紅斑的個案發現有蠕形蟎蟲，在這之前完全不熟悉這隻與人類共處的寄生蟲，只知道教科書提到蠕形蟎蟲是玫瑰斑（酒糟鼻、酒糟）的誘發因子之一。在玫瑰斑的治療方面比較熟悉的就是metronidazole凝膠、doxycycline這兩種藥，其他藥物包括乙型結抗劑（propranolol）、普特皮和醫立妥的使用經驗也不多，同年成大醫院皮膚部徐嘉琪醫師和李玉雲教授發表carvedilol治療玫瑰斑的紅斑和潮紅，數年後才累積脈衝染料雷射治療玫瑰斑的經驗。

　　之後陸續發現有不少蠕形蟎蟲過多的病人，其中大部分是玫瑰斑的患者，其中不乏許多長期反覆受丘疹膿皰困擾的病友，在沒有適合的抗蠕形蟎蟲藥治療下，勉強用疥瘡藥benzyl benzoate lotion和茶樹精油在艱難中幫一部分病人解決玫瑰斑的困擾。2017年台灣開始有抗蟎蟲與消炎雙效的治療藥物，從此治療玫瑰斑更得心應手，大部分病人也很滿意治療的結果。十年來我們提出兩種創新檢驗蠕形蟎蟲的方法，從非抗蠕形蟎蟲治療無效的玫瑰斑病人開始，到全面篩檢玫瑰斑病人的蟎蟲密度，常規導入抗蟎蟲治療，這時更大的難題出現了，一部分病人用了抗蟎蟲治療引起急性惡化，就像開啟潘朵拉的盒子一般發生了不可預期的反應。幸好經過一系列研究與觀察，對照有關蠕形蟎蟲與病因病理的機轉，我們了解到蟎蟲死掉是激烈皮膚反應的開始。於是現在我們可以預測誰是高風險的病人，提早預防抗蟎蟲治療的不良反應。

　　2017年全球玫瑰斑共識會議（ROSCO）提出表型
（phenotype）爲依據的診斷、分類和治療。2019年全球玫
瑰斑共識會議除了再次確認 2017年的共識以外，治療上基本
上沒有突破性的共識。2022年台灣皮膚科醫學會也舉辦了玫
瑰斑共識會議，與全球共識主要的不同的是把蠕形蟎蟲檢驗與
治療納入玫瑰斑的治療考量。雖然會後出共識小書，但是個人
認爲2017年以來玫瑰斑的進步不止於此，於是，我們整合皮
膚科學、生理學、循環學、生物醫學、藥物學的文獻，推測一
氧化氮在玫瑰斑的紅斑和潮紅扮演舉足輕重的角色，很幸運的
發現的終結一氧化氮的解藥，同時也更加了解肉毒桿菌毒素A
治療玫瑰斑神經血管失調的角色。在治療方面，我們以全球玫
瑰斑共識依據表型爲基礎，延伸到針對誘發因子致病路徑的
某些特定作用標的（target），提出是路徑層次（pathway-
level）和作用標的治療。治療的層面包括：（一）抗蠕形蟎
蟲治療玫瑰斑，預防抗蟎蟲治療引發的惡化；（二）治療熱和
壓力引發的紅斑和潮紅，降低皮膚交感神經反應（三）抗一氧
化氮治療等。根據我們的臨床觀察，除了極少數神經性玫瑰斑
及與睡眠有關聯性的潮紅之外，臨床上足以解決絕大部分的玫
瑰斑個案，這些觀察歸納出台灣重要的玫瑰斑臨床特色治療和
論述。

　　玫瑰斑這幾年在台灣吸引很多皮膚科醫師和民眾的關注，
其中一個很大的因素應該是治療上的進步，以往透過演講、研
討會、衛教活動、和社群媒體，讓許多皮膚科醫師和玫瑰斑之
友認識玫瑰斑的相關議題和治療，現在我們著手寫一本具有台

灣特色的玫瑰斑相關書籍，兼顧臨床實用性和玫瑰之友的衛教。藉這次玫瑰斑共識會議的機會得以細細整理十年來我們累積的臨床經驗、統計資料、和我們已經發表的一些醫學論文，還有一些玫瑰之友心情故事的分享以編輯成書，藉著這本書一一詳細闡述我們的診斷和治療的思考路徑和流程，這本書填補一部分最新臨床治療進展和2019全球玫瑰斑專家共識之間的落差，尤其是我們臨床發展的大公開。眼部玫瑰斑（酒糟）也是玫瑰斑中的重要的一部分，葉龍坤副教授是林口長庚醫院眼科部眼角膜科主任，學術淵博，著作等身，發表的學術論文有一百多篇，葉教授在眼睛的蠕形蟎蟲感染和眼酒糟有很深入的研究和臨床經驗，皮膚科醫學會的酒糟共識會議特別邀請他專題演講，我們很榮幸邀請到葉教授執筆眼睛的章節，讓這本書的內容更加豐富和完整。

　　2015年李玉雲教授有鑑於酒糟鼻的負面含義，首倡為酒糟鼻正名為玫瑰斑，今年（2022）皮膚科醫學會舉辦玫瑰斑共識會議，獲得大部分共識務委員同意，本書以玫瑰斑為主，酒糟為輔，保留其文詞的流暢性。非常感謝成大醫院皮膚部李玉雲教授、許釗凱副教授、以及皮膚科的先進前輩們一直以來的指導和支持。

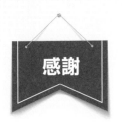

感謝

能夠完成這本書《蟎蟲、酒糟與玫瑰斑》，內心一則喜悅、一則感激，很高興自己十年的玫瑰斑和蠕形蟎蟲的研究結果能夠完整的呈現出來，提供給廣大的玫瑰斑朋友和照顧玫瑰斑的醫師們參考。這一路走來要感謝很多人，首先要感謝成大醫院皮膚部李玉雲教授在玫瑰斑及蠕形蟎蟲病的臨床和病理詳細而深入的八篇研究報告的啟發、在我研究發想和過程的指導，還有論文書寫時一直反覆仔細的指導；要特別感謝研究計畫主持人許釗凱副教授全力支持研究的進行，也非常感謝成大醫院皮膚部趙曉秋教授、楊朝鈞教授、研究室夥伴們、以及皮膚部學弟學妹醫師們給予我研究上的指導和協助；感謝我的病友，讓我有機會觀察、學習和成長；感謝台灣皮膚科醫學會、形體美容外科醫學會、台灣醫用雷射光電學會不斷的邀約演講和研討會，讓我有持續進步的動力；亦師亦友的林政賢醫師提供書本內容的寶貴的意見；參與著作的林口長庚葉龍坤教授、和台大醫院黃常銘醫師；參與皮膚科酒糟共識會議的楊麗珍醫師、許仲瑤醫師、邱品齊醫師、蔡秀欣醫師、黃幼鳴醫師、羅棋守醫師和所有委員醫師們，羅棋守醫師還幫忙提供案例照片，感謝高德美公司的協助，感謝黃輝鵬皮膚科診所的所有同仁，不辭辛勞與繁瑣的照顧玫瑰斑病友、運送檢體、和協助研究；我要感謝我的家人黃常銘、黃奕維和許嘉容醫師幫忙校稿，三位也是台大醫院皮膚科醫師；最後，感謝我的賢內助，總是在背後默默付出，照顧我支持我，讓我的研究之路能順利邁進，完成這本書的撰寫，謝謝你！

CONTENTS

CONTENTS

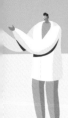

CONTENTS

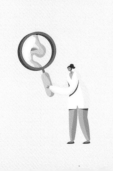
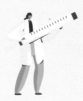

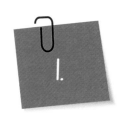

認識玫瑰斑（酒糟）

1.1 疾病介紹

1.1.1 前言

　　玫瑰斑（酒糟）是一種慢性臉部發炎疾病，常見的症狀是臉部泛紅、丘疹膿皰或血管擴張，經常會有灼熱感及皮膚乾燥的症狀，嚴重者會鼻子肥厚變形（圖1）。[1] 許多患者的生活品質受玫瑰斑影響，病人可能因為臉上容貌的影響，導致心理的負擔，因而有焦慮和憂鬱的傾向。[2,3] 玫瑰斑的病因仍然未知，最近的研究顯示異常的先天免疫反應和神經血管反應是這種疾病的核心。[4]

　　酒糟又稱為酒糟鼻、酒渣鼻、酒渣或酒糟性皮膚炎，英文名稱是rosacea，原意為 "rosy"，取其紅斑顏色特徵而命名，因為有些病人的臉紅或鼻頭紅腫或球狀鼻瘤之外觀，常被誤以為是長期喝酒引起，中文名稱酒糟鼻讓人不當聯想到喝酒引起這個疾病，其實酒糟的病人只有大約半數和喝酒有關係，有鑑於酒糟這個名詞有負面含義，成大醫院皮膚科李玉雲教授在2005年發表於《中華皮膚科醫學雜誌》的一篇文章「玫瑰斑（酒渣rosacea）：臨床診斷、致病機轉及治療之探討（Rosacea: clinical aspects, pathogenesis and treatment）」，就提到玫瑰斑一詞，2015年台灣皮膚科醫學會第一次酒糟共識會議成大皮膚科李玉雲教授首倡正名為玫瑰斑，這些年來許多醫師和社群團體經常使用玫瑰斑這個名稱來代替酒糟鼻，2022年台灣皮膚科醫學會酒糟共識會議大多數委員同意正名酒糟為玫瑰斑。因為長期以來的習慣稱呼，以及某些特定領域，譬如眼酒糟就比眼部玫瑰斑來的順口，作者傾向兩個名稱併存。

　　玫瑰斑是一種常見的皮膚病，影響5-10%的人，德國盛行率高達12.3%，俄羅斯5.0%，[5]台灣玫瑰斑的盛行率沒有明確資料，估計大約在5-10%，黃輝鵬皮膚科診所最近5年門診病人的就診人次中，玫瑰斑病人占10%。好發在30歲到60歲的女性，近幾年罹病的年齡層有降低的傾向。2002到2017年酒糟的診斷標準雖然比較寬鬆，但是根據成大醫院皮膚科李玉雲教授2004年寫的文章，第一次就醫被診斷為酒糟的病人，大約只占40%，當時門診經常看到玫瑰斑的病人被誤診為濕疹、皮膚過敏、脂漏性皮膚炎、接觸性皮膚炎、青春痘及紅斑性狼瘡等等皮膚疾病。2017年玫瑰斑全球專家共識會議，以表型（phenotype）為診斷、分類、和治療的依據，診斷標準提高很多，理論上應該符合診斷條件的人會減少，然而，最近幾年反而玫瑰斑罹病人數目增加，值得慶幸的是已經很少遇到玫瑰斑被誤診而長期使用類固醇的病人了，這應該可以歸功於皮膚科醫師和病人普遍重視玫瑰斑這個議題。

　　以往玫瑰斑被認為好發於皮膚白皙的女性，現在發現深色皮膚也有玫瑰斑，只是臨床上被膚色遮蓋不容易察覺。治療方面2017年以表型導向，提供臨床醫師治療的依據，也讓治療結果提升很多，台灣經過很多皮膚科醫師的一起努力，在玫瑰斑的治療方面也有耀眼的進步。玫瑰斑目前雖然主流是表型或症狀治療，看似完美分類，卻也有點雜亂無章，例如丘疹膿皰建議metronidazole gel/cream, azelaic acid, topical ivermectin, doxycycline, isotretinoin, 或更少用的pimecrolimus, 光一個症狀就有5-6個選項，怎麼決定先用哪一項？雖然有建議輕中重度各自建議的選項，沒有一個明確而有科學證據的原則，每個病人如同擲骰子一樣隨機選處方。舉topical ivermectin為例，依照患者特性和治療組合，其惡化率從1.4%、5.4%、24%、38%、75%至100%都有，沒有事前諸葛仔細評估分類，治療結果如同汪洋中的一條船，不知漂向何方。紅斑和潮紅情況也是差不多，機轉明確的可以預測哪些病人有效，機轉不明者希望能先預測有效比例和惡化高危險群。

　　這本書的內容以臨床為主，內容兼具學術與民眾衛教，治療除了表型導向以外，更多篇幅著重路徑層次和作用標的治療，尤其蟎蟲、熱、壓力這三條誘因路徑，並且事先做測試預估適用者。玫瑰斑遠離三大主力，蟎蟲、熱、壓力，能危害的誘因就減到有限了。拋磚引玉希望有更多的人關注玫瑰斑這個議題，也期望有一天可以完全控制和消除玫瑰斑。

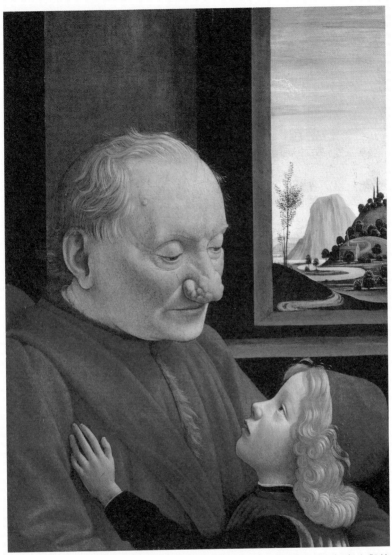

圖1. 大約1490年義大利畫家 Domenico Ghirlandaio 的畫作《一個老人與他的孫子》。老人的鼻子肥大變形，臉頰有紅斑，是典型的玫瑰斑。引用自維基百科。

1.2 診斷

1.2.1 玫瑰斑的診斷與鑑別

　　Rosacea玫瑰斑（酒糟）在2002年美國國家玫瑰斑協會National Rosacea Society（NRS）分類成四個亞型：紅斑血管擴張型玫瑰斑erythematotelangiectatic rosacea（ETR）、丘疹膿皰型玫瑰斑papulopustular rosacea（PPR）、鼻瘤型玫瑰斑phymatous rosacea 和眼部玫瑰斑ocular rosacea。診斷標準是只要臉部潮紅、持續紅斑、丘疹與膿皰以及微血管絲（telangiectasis）四種特徵任一種以上，就可以診斷爲玫瑰斑。[1] 2017年全球玫瑰斑共識會議（ROSCO）以表型（phenotype）來診斷、分類和治療，將玫瑰斑表型分成診斷特徵（diagnostic feature）、主要特徵（major feature）以及次要特徵（minor or secondaryfeature）三個位階，（表一），[6] 同年美國玫瑰斑協會引用該共識，但是註解提到有兩個或更多主要表徵，也許可能認爲是玫瑰斑（may be considered diagnostic）。[7] 2019全球玫瑰斑共識延續該基礎，爲了幫助診斷和評估，有進一步提出皮膚特徵的補充敘述。[8]

表1. 玫瑰斑（酒糟）的診斷特徵（diagnostic feature）、主要特徵（major feature）以及次要特徵（minor or secondary feature）

診斷特徵 （≥75% 共識）	主要特徵 （≥50% 同意）	次要特徵 （≥75%共識）
中臉持續性紅斑，伴有隨可能誘因而週期強化	潮紅/暫時性的中臉紅斑	皮膚灼熱感
鼻瘤型	發炎的丘疹和膿皰	皮膚刺痛感
	血管絲	水腫
	眼睛表現 眼皮邊緣血管絲 眼瞼炎 角膜炎/結膜炎/鞏膜角膜炎	皮膚乾燥感

參考文獻：Br J Dermatol. 2017;176（2）:431-438

表2. 玫瑰斑的臨床表徵

診斷表徵＊	主要表徵†	次要表徵
顏面中央部位特徵性固定紅斑，這紅斑可能定期強化	潮紅、 丘疹膿皰、 微血管絲、 眼睛症狀： 眼皮邊緣微血管絲、 眼瞼間結膜充血、角膜鏟狀浸潤、鞏膜炎、鞏膜角膜炎，角膜新生血管。	熱感 刺痛感 水腫 乾燥 眼睛表徵：睫毛根部蜂蜜樣結痂、眼皮邊緣不規則、眼淚易蒸發。
鼻瘤		

＊兩個「診斷表徵」之一，診斷為玫瑰斑（diagnostic）
† 有兩個或更多「主要表徵」，也許可能認為玫瑰斑（may be considered diagnostic）
參考文獻：J Am Acad Dermatol. 2018;78（1）:148-155.

依照表型診斷玫瑰斑可以依據兩個診斷特徵之一，分別是（一）顏面中央部位特徵性固定紅斑，這紅斑可能定期強化（圖2），（二）鼻瘤。固定紅斑可能因應可變的誘發因子而週期性強化，[8] 特徵性分布通常是指臉頰、額、鼻、下巴這些凸面部位。[1] 臨床上紅斑範圍可大可小，作者認為基本上分布最少要有兩側臉頰比較不會誤診。有些神經性玫瑰斑容易侵犯周邊臉頰、[9] 甚至上眼皮和耳朵也有紅斑（圖3）。鼻瘤是指由於纖維化和/或皮脂腺增生導致的面部皮膚增厚，最常見的是影響鼻子，可以增厚為球狀外觀，[8] 可以有發炎或沒有發炎反應，鼻瘤可以單獨或伴隨臉上紅斑發生（圖4）。

臉上固定紅斑需要排除以下疾病：接觸性皮膚炎，諸如外用藥物、類固醇、維生素A酸和果酸換膚（圖5A）、光電儀器治療引起的紅斑（圖5B）、皮肌炎、紅斑性狼瘡及日光性皮膚炎。臉上的異位性皮膚炎常有苔蘚化而皮紋明顯，脂漏性皮膚炎通常可以根據眉、鼻周溝槽、耳甲腔和耳道口的淡黃色油性皮屑區別，玫瑰斑病人常合併有脂漏性皮膚炎。臉紅不要急著想到蠕形蟎蟲，紅不是蟎蟲主要表現，很多疾病會引起臉紅，玫瑰斑只是一小部分。沒有發炎的鼻瘤和痤瘡引起的凸起肥厚性疤痕不同，後者是囊腫性痤瘡後疤痕，沒有皮脂腺增生（圖6）。

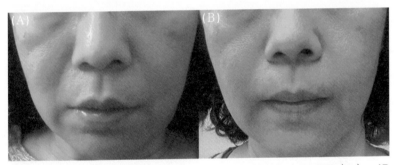

圖2. 顏面中央部位特徵性固定紅斑（Ａ），運動後就紅斑更明顯（Ｂ），這是典型的玫瑰斑。

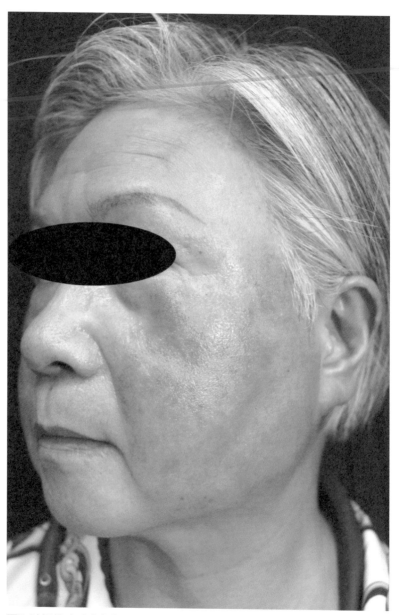
圖3. 神經性玫瑰斑侵犯周邊臉頰、下頜，甚至上眼皮和耳朵也有紅斑。

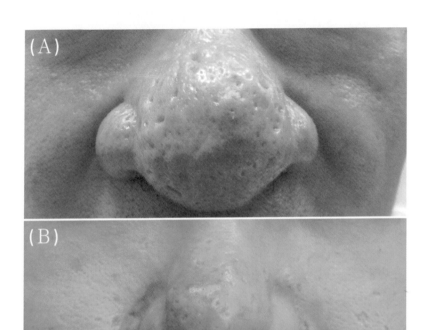

圖4. 鼻瘤，纖維化和皮脂腺增生導致的鼻子增厚成球狀外觀（A），沒有伴隨臉上紅斑的鼻瘤（B）。

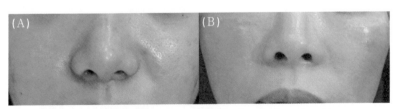

圖5. 外用藥物Adapalene gel 刺激性引起臉紅斑（A），光電儀器 1064nm picolaser治療引起的紅斑（B）。

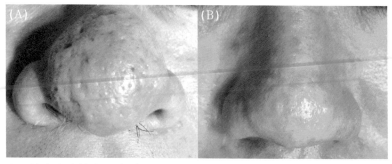

圖6. 沒有發炎的鼻瘤（A）和痤瘡引起的凸起肥厚性疤痕（B）不同，後者是囊腫性痤瘡後疤痕，沒有皮脂腺增生或發炎。

　　2017年全球玫瑰斑共識（ROSCO），除了上述兩個診斷特徵，還有四個主要特徵，包括潮紅、丘疹膿皰、微血管絲、和眼睛症狀。前三項基本上都要位於中臉，雙側分布更典型。針對主要特徵的同意度是≥50%同意，而診斷特徵達≥75%共識（Table 1）。繼ROSCO之後，同一年美國國家玫瑰斑協會也採用表型診斷標準，並加註補充說明有兩個或更多主要特徵，可能被認為是診斷性的。[7] 根據臨床經驗我也認同根據兩個或更多主要特徵診斷玫瑰斑的準確度不如一個診斷特徵。

　　玫瑰斑的臉潮紅是中央臉部泛紅暫時性增加，可能包括溫暖、熱、灼熱和/或疼痛的感覺，[8] 根據作者在門診以算術誘發病人潮紅的觀察，潮紅恰如海水漲潮，泛紅加深擴大範圍，幾秒鐘以內就消退的反覆發作，有些情況譬如長時間激烈運動的潮紅甚至持續超過10分鐘以上。玫瑰斑潮紅的誘因很多，譬如熱（包括熱飲、身體核心熱、臉局部熱）、情緒、壓力、運動、酒精飲料、辣物等等。情緒性臉潮紅（emotional flushing /Blushing）主要位置是顏面中央，在負面情緒像是焦慮、困窘等情境時的神經血管反應，[10]正常人算術測試也可能誘發很輕微若有若無的潮紅。其他根據文獻需要區分的潮紅可能有幾十種其他生理狀況和疾病，大部分潮紅不限於臉中央。[10,11] 停經期的熱潮紅是上半身突然發熱，原因是動情激素過低導致下視丘體溫中樞對些微的體溫改變就很敏感，先發熱30秒之後大量流汗30秒，有時伴隨潮紅。[12]

玫瑰斑的紅色丘疹和膿皰，通常位於面部中央區域，有些可能更大更深。[8] 其他不是玫瑰斑的丘疹膿皰，有些也可能出現在中央面部，膿皰性蠕形蟎蟲病（pustular demodicosis），經常發生在中臉，背景沒有廣泛紅斑，蠕形蟎蟲密度高，可能不對稱分布。尋常性痤瘡（acne vulgaris）可以找到白頭或黑頭粉刺。嗜伊紅性化膿性毛囊炎（eosinophilic pustular folliculitis）（圖7），和皮屑芽孢菌毛囊炎（pityrosporum folliculitis）（圖8），雖然有時也可能發生在中臉，但是各有特色，前者典型案例有環狀病灶，發炎後色素沉澱，後者是型態一致（monomorphous）的丘疹。口周皮膚炎，丘疹膿皰侷限在嘴巴或鼻子周圍。少數顏面癬（tinea faciei）也會以臉上紅斑和膿皰表現（圖9）。

根據2019 ROSCO玫瑰斑微血管絲（telangiectasis）的描述是在中央面部區域可見血管，但不僅在鼻翼區域（圖10A）。[8] 根據我們未發表的研究，14到40歲台灣女性，臉固定紅斑確診的玫瑰斑病人89%臉上有微血管絲，正常人67%有下頰部線狀微血管絲，或鼻周圍溝槽（perinasal and alar folds）微血管絲。因此如果只是兒童時期就有的下頰或鼻周圍溝槽微血管絲（圖10B）作者不建議當作玫瑰斑的「主要特徵」。

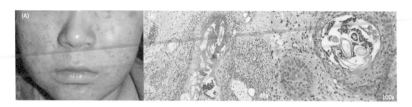

圖7. 嗜伊紅性化膿性毛囊炎合併蠕形蟎蟲病 。24歲女性臉部有搔癢性紅色丘疹和結節兩年（A），組織病理顯示a folliculocentric eosinophil-rich infiltrate with infundibular pustules containing multiple *Demodex* mites （B，C）.（H＆E染色，x40 and x400），蠕形蟎蟲檢驗225隻蟲/cm^2。

參考文獻：Huang HP, Hsu CK, Chao SC, Yang CC, Chen GS, Lin CH, Huang CM, Lee JY. Eosinophilic pustular folliculitis associated with *Demodex* overgrowth or demodicosis on the face – A report of five cases. Dermatol Sin 2021;39:132-6

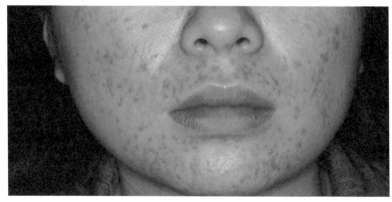

圖8. 皮屑芽孢菌毛囊炎，特徵是是型態一致（monomorphous）的丘疹膿皰。（感謝羅棋守醫師提供）

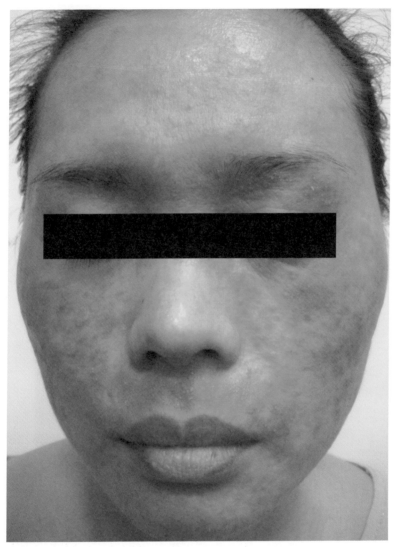

圖9. 顏面癬（tinea faciei），表現成臉紅斑和小膿皰，額頭有環狀活性邊緣。KOH smear顯示有分支的菌絲。

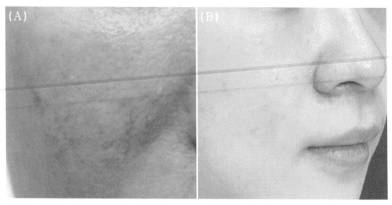

圖10. 典型玫瑰斑病人鼻旁溝槽、鼻下方和臉頰有微血管絲（A），一位 22 歲正常女性，鼻旁溝槽和下臉頰有微血管絲（B）。

1.2.2 蠕形蟎蟲病與玫瑰斑的鑑別診斷

　　蠕形蟎蟲病（demodicosis）與玫瑰斑的鑑別診斷比較複雜，蠕形蟎蟲（*Demodex*）是玫瑰斑的誘因之一，根據過去研究顯示，玫瑰斑病人的蠕形蟎蟲密度比起正常對照組來得高。[13-17] 檢驗蠕形蟎蟲的方法，文獻報告計有標準化皮表切片（standardized skin surface biopsy，SSSB）、[13] 連續兩次標準化皮表切片（SSSB 1+2）、[14] 拇指擠壓法、[15] 針挑膿皰法 [16] 及使用共軛焦顯微鏡檢驗。[17] 拇指擠壓法及針挑膿皰法是黃輝鵬醫師、成大醫院皮膚科許釗凱副教授及李玉雲教授共同發表。[14,15] 拇指擠壓法統計丘疹膿皰型玫瑰斑和紅斑血管擴張型玫瑰斑，分別有92%病人的蠕形蟎蟲過高，平均每平方公分超過11隻蟲，這些病例都是有中臉固定紅斑診斷為玫瑰斑。共軛焦顯微鏡檢驗結果，丘疹膿皰型玫瑰斑和紅斑血管擴張型玫瑰斑合併計算，有82%病人的蠕形蟎蟲過高，平均每個毛囊超過0.17隻蟲/cm^2，根據這兩個研究結果，高達82~92%的病人會有較高的蠕形蟎蟲密度。[15,17]

　　蠕形蟎蟲病臨床表現依照黃輝鵬醫師的分類，有丘疹膿皰型（圖11）和非丘疹膿皰型（圖12），前者可以是全丘疹或丘疹膿皰。個別病灶全丘疹者大小可以如針尖、針頭、或幾乎融合成斑塊；丘疹膿皰者大小可以如針尖、針頭、或結節囊腫（圖9）。非丘疹膿皰型蠕形蟎蟲病由毛孔粗大（large pores）和白色毛囊皮屑或阻塞物（white follicular plugs or scales）組成，臨床表現可以只有毛孔粗大形成淡棕色毛孔（large tan-colored pores），或是如橘子皮一般外觀（orange skin-like appearance）；也可以只有突起白色針狀的毛囊皮屑，依照粗細又分成如被霜覆蓋的（frosted）和砂紙樣（sandpaper-like）外觀；也可以毛孔粗大和白色毛囊內阻塞物同時存在，如肉豆蔻研磨器外觀（nutmeg grater appearance）（圖12）。玫瑰斑合併有高蠕形蟎蟲密度的病人，有一部分可以看到蠕形蟎蟲病的臨床症狀，像是丘疹膿皰以及毛孔粗大和毛囊內白色阻塞物，而另一部分的病人臨床上沒有任何相關表徵。在針挑膿皰驗蟲法的研究發現，40個PPR病人中有7例膿皰沒有蠕形蟎蟲，因此玫瑰斑病人的丘疹膿皰可以是蠕形蟎蟲病本身的表現，也可以是玫瑰斑的特徵，毛孔粗大和毛囊內白色阻塞物應該視同蠕形蟎蟲病自身的變化，至於臨床上沒有任何蠕形蟎蟲病相關表徵者，應該視為蠕形蟎蟲過度增生（Demodex overgrowth）（圖13）。

　　雖然根據陳文杰醫師等人的回顧性論文，蠕形蟎蟲病分爲原發和次發，後者伴隨全身性或局部性免疫抑制。診斷原發性蠕形蟎蟲病有三個條件：1.不存在先前或同時的發炎疾病，像是青春痘、玫瑰斑或口周皮膚炎；2.在活性的皮膚病灶檢查到異常增生的蠕形蟎蟲；3.疾病的消失必須靠口服或外用抗寄生蟲藥物，而不是僅使用具有消炎效果的抗生素，譬如 tetracycline、doxycycline或macrolides。[18] 具有蠕形蟎蟲病皮膚特徵的玫瑰斑病人，歸類爲次發性蟎蟲病不是很貼切，因爲臨床上有些蟎蟲病患者追蹤一段時日出現典型玫瑰斑症狀。

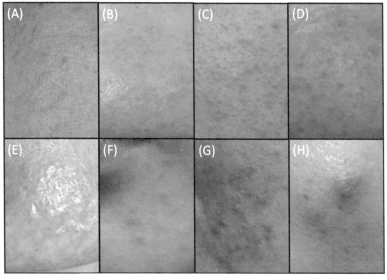

圖11. 丘疹膿皰型蠕形蟎蟲病，全丘疹者大小可以如針尖、針頭、或幾乎融合成斑塊（A-E），丘疹膿皰者大小可以如針尖、針頭、或結節囊腫（F-H）。

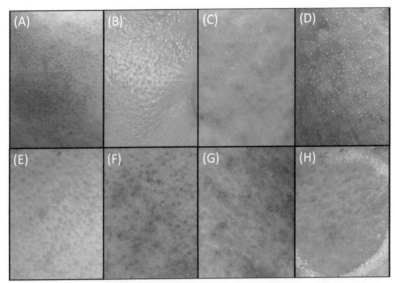

圖12. 非丘疹膿皰型蠕形蟎蟲病，由毛孔粗大（large pores）和毛囊內阻塞物（follicular plugs 或 scales）組成，可以只有毛孔粗大形成淡棕色（large tan-color pores）（A），或是如橘子皮一般（orange skinlike appearance）（B），也可以只有突起針狀的毛囊內阻塞物，依照粗細又分成如被霜覆蓋的外觀（frosted appearance）（C）和砂紙樣外觀（sandpaper-like appearance）皮膚（D），也可以毛孔粗大和毛囊內阻塞物同時存在，外觀如同肉豆蔻研磨器（nutmeg grater appearance）（E，F，G，H）。

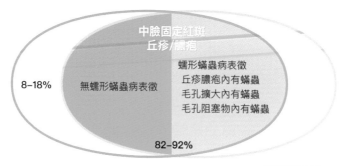

玫瑰斑和蠕形蟎蟲病的關係

中臉固定紅斑
丘疹/膿疱

蠕形蟎蟲病表徵
丘疹膿疱內有蟎蟲
毛孔擴大內有蟎蟲
毛孔阻塞物內有蟎蟲

8-18%　　無蠕形蟎蟲病表徵

82-92%

○ 玫瑰斑 (ETR +PPR)
□ 蠕形蟎蟲過多

圖 13. 針對玫瑰斑患者有持續的中臉紅斑，並可能週期性加劇（ETR），或合併有丘疹膿疱（PPR）者，共軛焦顯微鏡和拇指擠壓法結果顯示：具有高蠕形蟎密度（DD）的玫瑰斑的比例為 82% 至 92%，DD 高的玫瑰斑患者一部分有，另一部分沒有蠕形蟎病的臨床特徵。ETR：紅斑血管擴張型玫瑰斑；PPR： 丘疹膿疱型玫瑰斑。

　　根據我們發表的論文，使用外用抗寄生蟲藥物1至3個月後，結果毛孔粗大和毛囊內阻塞物改善或消失，大部分病人丘疹膿疱改善消失但臉上固定紅斑改善卻沒有完全消失，[19] 從治療結果推論，蠕形蟎蟲可能導致或增加面部紅斑和丘疹膿疱。就玫瑰斑與蠕形蟎蟲議題而言，最重要的是，蠕形蟎蟲過多的玫瑰斑病人，加入殺蟲治療是有幫助的。

　　玫瑰斑病因不明，而且是某種程度以上要靠排除來診斷的疾病，診斷目前很難更簡化，我們把鑑別診斷摘要成圖14。依據表型導向治療原則，有主要特徵的病人，即使單一項也應該看程度決定是否治療，兩項或更多主要特徵，暫時當成「可能是玫瑰斑」，也是依照症狀程度治療，並且追蹤是否終究出現診斷特徵的中臉紅斑。不建議沾到玫瑰斑的邊，就推論有過多的蠕形蟎蟲，貿然給殺蟲治療。雖然作者論文發表玫瑰斑的高蠕形蟎蟲比例有92%，但是我們的玫瑰斑病例都是依據中臉固定紅斑且會週期性強化而診斷的ETR和PPR，不適用於根據兩個或更多主要特徵而診斷的玫瑰斑。[15,16,19,20] 有些青春痘患者被告知有玫瑰斑，可能只是青春痘被當成「丘疹膿皰」，鼻周溝槽或下頰的輕度血管絲，嚴格講根本談不上「可能診斷玫瑰斑」，縱使誤判，如果症狀輕微，也不需要治療，有輕微臉紅的青春痘患者，作者建議做算術測試壓力潮紅反應，幫助診斷是玫瑰斑或藥物刺激引起的紅斑。

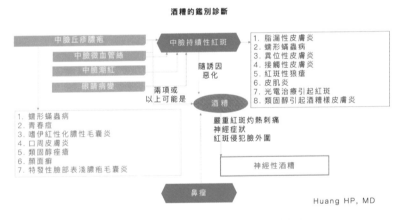

圖14. 玫瑰斑診斷與鑑別診斷摘要。中臉持續紅斑可隨誘因惡化和鼻瘤各自能診斷為玫瑰斑，其中紅斑嚴重有灼熱刺痛，侵犯臉外圍和神經症狀者屬於神經性玫瑰斑。中臉丘疹膿皰、微血管絲、潮紅和眼睛病變有兩項或以上可能是玫瑰斑。中臉持續紅斑和丘疹膿皰分別有許多疾病需要鑑別診斷。

這幾年皮膚科醫學會與廠商的衛教活動，經由媒體的傳播，民眾對玫瑰斑的認知和關注大幅提升，皮膚科醫師如何正確診斷和鑑別玫瑰斑益形重要。在玫瑰斑這個領域，皮膚科醫師可以做得更好，經由問診和蠕形蟎蟲篩檢，幫玫瑰斑病人，找出任何存在的誘因包括蠕形蟎蟲、熱、憂鬱、焦慮、過度醫美、高血壓藥物、不適當的清潔保養、日曬等等，全面分析，兼顧病因病理和症狀治療。

1.2.3 常見疾病判斷誤區

臉紅是蠕形蟎蟲的臨床表徵嗎？

答案應該是否定的，正確診斷是治癒的關鍵。只有典型玫瑰斑的持續性固定中臉凸起區的紅斑，而且這紅斑會隨著情緒變化或熱刺激等因素惡化者，才考慮蠕形蟎蟲是否過量。其他情況的臉紅斑不需要一開始就驗蟎蟲，而是找出病因，以下是案例照片。

1.2.3.1 脂漏性皮膚炎（圖15）

眉毛、臉頰、鼻唇溝、口角周圍有明顯片狀落屑紅斑是典型脂漏性皮膚炎的特徵，這個案例皮疹延伸頸部。

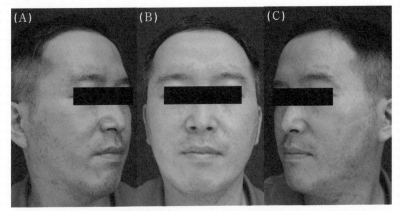

圖15. 脂漏性皮膚炎，特徵是 顏面紅斑在眉毛、臉頰鼻唇溝，紅斑有明顯片狀油性落屑，這位病友的耳旁和下顎也有皮疹。

1.2.3.2 外用類固醇引起的皮膚炎（圖16）

　　這個案例因爲長期使用外用類固醇膏治療臉部搔癢，後來臉上皮膚開始泛紅、敏感、血管絲（血管擴張），皮膚萎縮，其他醫師開始給玫瑰斑的藥物治療，我們檢視他臉上紅斑以臉頰外側爲主，算術測試和情緒起伏時沒有潮紅現象，這是典型外用類固醇引起的皮膚炎，很像玫瑰斑，卻不是玫瑰斑。

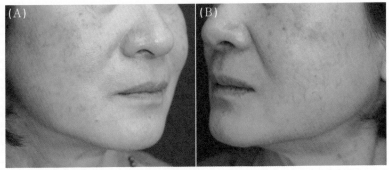

圖16. 外用類固醇引起的皮膚炎（Ａ）臉上紅斑，算術測試和情緒起伏時沒有明顯的加重現象，（Ｂ）血管絲，皮膚萎縮。

1.2.3.3 異位性皮膚炎

　　臉上紅斑常有苔蘚化而皮紋明顯，唇炎，嘴唇周圍有一圈白暈。頸部耳朵，四肢曲側慢性濕疹（圖17）。

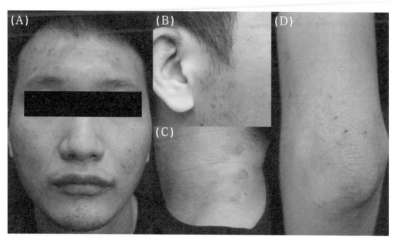

圖17. 異位性皮膚炎（A）臉部紅斑伴有苔蘚化而皮紋明顯，（B）耳朵和耳前，（C）頸部，（D）手肘有脫屑紅斑。

1.2.3.4 皮肌炎

　　臉上紅斑，眼皮有紫紅色斑（Heliotrope sign），（B）耳後有暗紅色斑，（C）手指關節背面有（Gottron papules）。

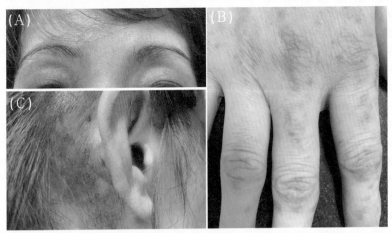

圖18. 皮肌炎，（A）臉上紅斑，眼皮有紫紅色斑（heliotrope sign），
（B）耳後有暗紅色斑，（C）手指關節背面有Gottron丘疹。

1.2.3.5 紅斑性狼瘡

臉上有盤狀凹陷的結痂紅斑，紅斑內有微血管絲（圖
19）。

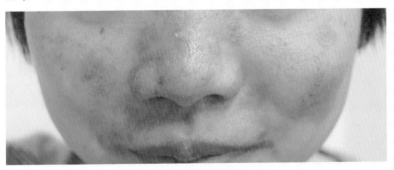

圖19. 紅斑性狼瘡，臉上有盤狀凹陷的結痂紅斑。

1.2.3.6 敏弱肌（sensitive skin）

　　敏弱肌不是一個醫學診斷，通常是指皮膚對保養品和化妝品的耐受性降低，臨床表現主觀症狀包括刺感、癢感和灼熱。伴隨看得到的皮膚變化，譬如紅斑、乾燥、落屑、脫皮、斑塊和浮腫。敏弱肌不限於臉部皮膚，眼皮、腋下、陰部也是常見部位。臉部敏弱肌相關疾病包括玫瑰斑、蠕形蟎蟲病、脂漏性皮膚炎、異位性皮膚炎、刺激性接觸性皮膚炎、過敏性接觸性皮膚炎、醫美光電雷射引起的皮膚炎、外用類固醇引起的皮膚炎、皮膚乾燥、濕疹和日光性皮膚炎等，需要皮膚專科醫師仔細鑑別診斷，依照病因治療。一般性的保養原則包括使用不含皂鹼的清潔劑、無刺激性的保濕劑和防曬產品。

1.3 病因篇

1.3.1 多因子病因病理機轉

　　玫瑰斑是一種多重因子（multifactorial）造成的疾病，目前爲止確切的生理病理機轉仍然沒有研究清楚，相關的致病機轉可以分爲四大類：免疫反應失調，神經血管反應失調、遺傳傾向、以及其他誘發因子（例如：紫外線、蠕形蟎蟲和微生物、壓力、情緒變化、熱刺激、運動和食物，特別是酒精和辛辣食物）。[21,22]（圖20）

　　免疫反應失調牽涉到先天免疫和後天免疫，蠕形蟎蟲和紫外線經由活化先天免疫反應誘發玫瑰斑。蟎蟲和紫外線引起TLR-2表現增加，TLR-2造成角質細胞的KLK-5（serineprotease）活化與釋放，KLK-5切割抗菌肽（cathelicidin）爲有活性的LL-37，LL-37刺激玫瑰斑發炎反應、血管擴張和血管新生。LL-37還有助於肥大細胞（mast cell）脫顆粒反應（degranulation），進一步強化MMP-1，MMP-9和IL-6的表現。KLK-5的前驅物質，也會受到MMPs的影響轉變爲KLK-5，此外，肥大細胞在患部組織中的數量增加並受到LL-37的活化，而neutrophil與macrophage在整個過程中也會活化進而釋放更多細胞激素（cytokines）與MMPs，MMPs又會再促使KLK-5增加，TLR-2濃度升高也會引起發炎前反應（pro-inflammatory response）。除了先天免疫系統（innate immune system）之外，後天免疫系統（adaptive immune system）也會失調，在患部可以發現Th1/Th17等T細胞數量偏多，而Th17會分泌IL-17，IL17後續會透過VEGF誘發血管新生，並影響LL-37在角質細胞（keratinocytes）的表現。[21,22] 表皮屏障不完整也引起發炎反應扮演一定的角色，蠕形蟎蟲透過咬食角質細胞，或是經由TLR-2，KLK-5破壞表皮屏障。[23]

　　神經血管反應失調表現在外界的冷、熱、酒精、辛辣食物、以及化學物質等誘發因子刺激TRPs，TRPs導致血管活性胜肽PACAP、substance P和CGRP被釋放出來，進而出現血管舒張、血管新生以及刺激下游的肥大細胞（mast cell）、巨噬細胞（macrophages）、嗜中性白血球（neutrophils）的活化，造成後續發炎反應。TRPs存在於神經末梢、角質細胞與血管內皮細胞（endothelium）。一些體外研究發現，mast cells需要受先到TRPV4的活化後，才能被LL-37的刺激產生比較完整的脫顆粒反應。神經血管失調與免疫反應失調兩者之間其實也互相關聯（crosstalk），我們發表的論文抗蠕形蟎蟲藥物有效治療玫瑰斑紅斑間接證實這個論點。[19] 玫瑰斑皮膚的VEGF表現增加，也是導致紅斑和血管新生的原因。誘導型一氧化氮合成酶的含量在紅斑血管擴張型玫瑰斑的皮膚比正常人高，[24] 肌肉注射一氧化氮捕捉劑羥鈷胺，30分鐘後紅斑立即減輕，證明一氧化氮在紅斑的也有角色。[25]

　　誘發因子方面，焦慮、壓力、熱、運動、辣物和冷刺激誘發的玫瑰斑神經血管反應也包括皮膚交感神經，感覺神經和一氧化氮（圖20）。急性焦慮和壓力活化交感神經，透過皮膚血管收縮和棕色脂肪組織產熱引起核心體溫上升。[26] 運動時骨骼肌產生的能量80%轉換為熱和全身性熱刺激一樣引起核心體溫上升。[27-29] 辛辣食物味覺反射可能也是走這條路徑，辛辣食物活化TRPV1經過味覺反射傳導至味覺中樞和味覺自主神經中樞，反映出手指尖溫度上升，[30] 且經實驗證實其引起臉頰血管擴張與副交感神經無關。[31] 核心體溫上升進而活化皮膚交感神經釋放血管活性物質，引起有毛皮膚血管擴張。[27-29] 長時間運動產熱和局部熱刺激42°C以內，先活化感覺神經的TRPV1，導致逆向釋放CGRP和substance P，引起血管擴張。當溫度持續上升，血管內會產生heat shock protein，進而產生一氧化氮（NO），造成延長性高原性血管擴張。[27-29] 局部辛辣刺激活化TRPV1，冷刺激是活化TRPA1，引起同樣的感覺神經反應。皮膚三大血管擴張導致紅斑和潮紅的路徑：交感神經、一氧化氮和感覺神經，在章節2.19我們有另有專章詳細討論。微生物以蠕形蟎蟲的角色最受肯定，在後面章節1.3.2會有詳細論述，其他*Staphylococcus epidermidis*、[32] *Bacillus oleronius*、[33] *H. pylori* [34] 和小腸細菌[35]也有一些文獻報告。蠕形蟎蟲（*Demodex*）本身外骨骼的幾丁質會引發先天免疫反應，導致TLR-2濃度升高和發炎前反應。此外，體外研究也發現蠕形蟎蟲的過敏原可以激發人體的發炎體（inflammasome），並誘導發炎性細胞激素IL-1β的成熟及分泌。也有研究指出與蠕形蟎蟲有關的細菌*B. oleronius*製備的蛋白質可以活化嗜中性白血球。*B. oleronius*也有可能會誘發免疫細胞的分化並促進cathelicidin、MMP-9、TNF以及IL-8等物質的分泌。玫瑰斑有基因易感性（genetic predisposition），與對照組相比，玫瑰斑病人家族陽性率明顯增加，是一般人的4倍。[36] 文獻報告與玫瑰斑有關聯的基因包括rs763035 intergenic between HLA-DRA and BTNL2，rs3733631 in TACR3，R702W in NOD2/CARD15，Glutathione S-transferase gene，維生素D受體中的rs 1 1 1 6 8 2 7 1（ApaI），rs731336（TaqI）, and rs11568820（Cdx2）多態性，促血管生成因子（VEGF）的基因多態性。[22,36]

縮寫：

- CGRP; Calcitonin gene-related peptide
- CXCL; C-X-C motif chemokine ligand family
- hCAP 18; human cationic antimicrobial protein
- HSP 90; Heat shock protein 90
- KLK5; Kallikrein 5
- IL-6; Interleukin 6
- MMP 1; matrix metalloproteinase-1
- NO; Nitric oxide
- nNOS; Neuronal nitric oxide synthase
- PACAP; Pituitary adenylate-cyclase-activating polypeptide
- PAR 2; Protease-activated receptor 2
- ROS; Reactive oxygen species
- Th1; Type 1 T helper cells
- TLR-2; Toll-like receptor 2
- TNF; Tumor necrosis factor
- TRPs; Transient receptor potential families

· TRPV1; Transient Receptor Potential Vanilloid 1
· VEGF; vascular endothelial growth factor
· VIP; Vasoactive intestinal peptide

（A）

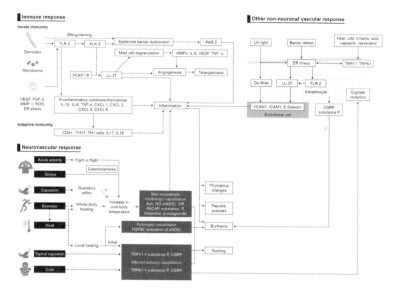

（B）

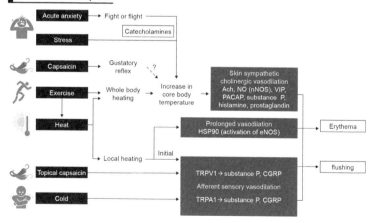

圖20. 可能的玫瑰斑的多因子病因和病理生理路徑。（A）免疫反應方面，蠕形蟎蟲和紫外線引起先天免疫反應，TLR-2表現增加，TLR-2造成角質細胞的KLK5活化與釋放，促使抗菌肽被切割為LL-37，LL-37刺激玫瑰斑的組織發炎、血管舒張和血管新生和肥大細胞脫顆粒反應。表皮屏障被蟎蟲和KLK5破壞導致發炎。後天免疫系統也會失調，在患部處可以發現Th1/Th17等T細胞數量偏多，而Th17會分泌IL-17，IL18引起發炎反應。右上角的其他神經以外血管反應是參考Plewig and Kligman提出的內質網壓力（endoplasmic reticulum stress）模型的玫瑰斑病因。熱、皮膚刺激物、辣椒素和白藜蘆醇（resveratrol）活化表皮角質細胞TRPV1同時也活化內質網壓力，表皮屏障損傷和紫外線也會活化內質網壓力，內質網壓力進一步強化TRPV1，TRPV1導致細胞釋放CGRP和substance引起紅斑和潮紅，另一方面內質網壓力上調TLR-2和導致LL-37形成，引發免疫反應。紫外線也會誘發表皮細胞生成LL-37和Ds-RNA，繼而增加內皮細胞的adhesion molecules (VCAM1, ICAM1, E-Selectin)引起發炎反應。冷熱刺激活化感覺神經的TRPVs，表皮的感覺神經逆向釋放CGRP和substance P，CGRP和substance P結合角質細胞的同源受體導致大量的CGRP和substance P釋放。

（B）神經血管反應方面，急性焦慮、壓力、運動和全身性熱刺激引起核心體溫上升，進而活化皮膚交感神經釋放乙醯膽鹼及cotransmitter。辛辣食物味覺反射可能也是走這條路徑，辛辣食物活化TRPV1經過味覺反射傳導至味覺中樞和味覺自主神經中樞，反映出手指尖溫度上升，且經實驗證實其引起臉頰血管擴張與副交感神經無關。運動產熱和局部熱刺激在非傷害性熱會先活化感覺神經的TRPV-1，導致軸突逆向釋放CGRP、substance P，溫度繼續升高至42°C會產生heat shock protein，進而產生一氧化氮(NO)，局部辛辣刺激也是活化TRPV-1，冷刺激是活化TRPA-1，引起同樣的感覺神經反應。皮膚交感神經、NO和感覺神經血管擴張導致紅斑和潮紅。

參考文獻：Woo YR, Lim JH, Cho DH, Park HJ. Rosacea: Molecular Mechanisms and Management of a Chronic Cutaneous Inflammatory Condition. Int J Mol Sci. 2016;17（9）。Plewig and Kligman s Acne and Rosacea, 4th edi. 2019, P511-514。 Shi X et al,. Keratinocytes express cytokines and nerve growth factor in response to neuropeptide activation of the ERK1/2 and JNK MAPK transcription pathways. Regul Pept. 2013;186:92-103.

1.3.2 蠕形蟎蟲在玫瑰斑的致病角色和治療 (*Demodex* as a trigger of rosacea and its control)

　　玫瑰斑患者的蠕形蟎蟲密度比對照組的還要高，[13-16] 82~92%玫瑰斑病人的蠕形蟎蟲密度高於診斷標準。[15,17] 根據黃輝鵬醫師的研究結果，在這些病人當中，有一部分可以看到蠕形蟎蟲病（demodicosis）的臨床症狀，像是丘疹膿皰、白色毛囊阻塞物以及皮屑或毛孔粗大，而另一部分的病人臨床上沒有任何相關表型。

　　在治療選擇方面，2015年Turgut等人的研究分析topical metronidazole合併systemic tetracylines對於玫瑰斑的治療效果，研究發現有72%的病人可以達到丘疹膿皰完全臨床清除或者重大進步（complete clinical clearance或major improvement），但最後蠕形蟎蟲密度下降幅度僅有30%，[37] 顯示臨床症狀雖有改善，但對於殺蟲效果卻有限。另一篇研究比較permethrin 5%與metronidazole 0.75%的治療效果，研究結果顯示兩者在紅斑分數（erythema score）下降幅度類似，而在丘疹（papules）以及膿皰（pustules）方面，permethrin的改善效果略優於metronidazole，只是兩者在統計上並無顯著差異。在蠕形蟎蟲下降方面兩者有非常顯著的差異，外用permethrin下降幅到高達70%，但metronidazole僅有23%。[38] 另一篇研究指出ivermectin1%cream metronidazole0.75% cream療效差異，在經過16週的治療後，ivermectin的發炎病灶

（inflammatory lesions）下降比例高於metronidazole，並且在該研究也發現，隨著治療時間增加發炎病灶下降幅度也有顯著上升，代表治療成效與時間有很大的關係。[39] 這些病人追蹤36星期的研究發現，病人治療後無丘疹膿皰時間（disease freetime）的中位數在抗蟎蟲ivermectin的這組是3.8個月，高於metronidazole這組的2.8個月。[40] 除了治療時間會影響療效外，Schaller M幾位醫師的研究顯示，病人蠕形蟎蟲密度高於100 mites/cm^2，使用ivermectin治療後papules以及pustules改善幅度也會比蠕形蟎蟲低於此密度者較高。[41] 黃輝鵬醫師的研究發現，ETR病人同時有蠕形蟎蟲密度過高者，ivermectin1% cream有效改善臉上紅斑，而且紅斑指數降幅（reduction of clinician erythema assessment grade）和蠕形蟎蟲密度降幅（reduction of *Demodex* density）有正相關（Spearman's rho=0.501, p=0.002, n=36）。[19] 口服ivermectin的療效方面，研究發現合併使用metronidazole進行治療比較單用ivermectin的效果來得較佳，在治療4週後單用組蟎蟲密度僅下降40%；合併治療組下降幅度可以高達90%。[42] 其他藥物治療部分，benzyl benzoate的刺激性較強，達到療效所需的治療時間也較長，[43]因此現在較少使用。

　　台灣本土資料方面，目前尚未發表的資料中，黃輝鵬醫師收錄2018年1月至12月總共453位高蠕形蟎蟲密度的玫瑰斑病人，包含單獨使用topical ivermectin或合併其他治療，追蹤至2022年3月，在排除療程大於等於5個月、失去後續追蹤以及沒有復發的病人以後，剩餘107位病人中挑選初始治療、結束治療、以及復發時，三個時間點蠕形蟎蟲密度皆有完整紀錄的病人共63位。研究結果發現，研究族群中平均兩次治療的平均間隔為21.6個月，在治療後平均蠕形蟎蟲密度從172.5下降至8.1 mites/cm^2，無丘疹膿皰時間（Disease-free time）平均為17個月，中位數是14個月左右。而在復發時的蟎蟲密度為95.6 mites/cm^2，也相較原本治療前的密度來得低，症狀復發到就醫的時間從一天到三週不等。推測是病人有第一次治療經驗後，復發治療期間若發生不舒服的情況，會即早主動前來找醫師，因此蠕形蟎蟲密度尚未上升到很高。黃輝鵬醫師另一份分析35位PPR的病人資料也發現，這些病人接受單獨topical ivermectin或併用其他治療，治療成功組（24人）相較於改善組（11人）ivermectin1% cream總劑量無明顯差異，但是其平均治療時間有顯著差別，分別是8.0±3.8週（4-16週）和4.8±1.9週（2-8週），顯示治療時間越長丘疹膿皰成功率也會隨之增加。除此之外也發現，在治療後的蠕形蟎蟲密度也比較低，治療成功組7.5±2.2/cm^2，改善組23.4±10.7 cm^2，顯示治療後若能達到較低的蟎蟲密度治療效果也會比較好。

綜合以上研究結果，摘要於表3，我們發現玫瑰斑治療後，丘疹膿皰數目減少伴隨著蠕形蟎蟲密度減少，兩者平均下降比例曲線有相當的一致性，蠕形蟎蟲密度下降越多，丘疹膿皰數目減少越多（圖21）。玫瑰斑治療後疾病緩解期的中位數，ivermectin乳膏是3.8個月優於metronidazole乳膏的2.8個月。ivermectin乳膏協同治療把蠕形蟎蟲最終密度降到正常值，中位數14個月，優於單獨使用ivermectin而且沒有計算蟎蟲密度的3.8個月（圖22）。

　　總結來說，蠕形蟎蟲是玫瑰斑的一個明確的誘發因子，並且應該被納入在玫瑰斑的臨床治療考慮當中。由於蠕形蟎蟲在ETR與PPR的病人盛行率高達82~92%，所以臨床上可以根據病人的症狀與玫瑰斑的亞型去鎖定可能有高蠕形蟎蟲密度的病人，並且進一步檢測確認。當病人有很高的蟎蟲密度時，建議使用外用ivermectin，可以單用或與其他症狀治療藥物或驅蟲藥一同使用。

表3. 玫瑰斑治療效果摘要

治療	案例數	治療時間	丘疹膿皰減少比例	紅斑	蠕形蟎蟲密度	復發時間中位數	作者
Metronidazole 凝膠 + tetracyclines	25	53.5天（21–112天）	72%（18/25）治療成功	無記錄	-30%	無記錄	Turgut et al.[4]
Permethrin 乳膏 5%	20	60天	-71%/-76%（73.5%）	CEA 2.60→1.34	-70%	無記錄	Koçak et al.[9]
Metronidazole 凝膠 0.75%	20		-64%/-51%（57.5%）	CEA 2.85→1.40	-23%		
Ivermectin 乳膏 1%	478	16週	84.9% 治療成功（-83%）	無記錄	無記錄	115天（3.8月）	Taieb et al.[10,14]
Metronidazole 乳膏 0.75%	484		75.4% 治療成功（-73.7%）	無記錄	無記錄	85天（2.8月）	
Ivermectin 乳膏1%（高蠕形蟎蟲密度）	20	12週	80% 治療成功（-82%）	無記錄	-99%	無記錄	Schaller et al.[11]
Ivermectin 乳膏1%（高蠕形蟎蟲密度）	14	1-12週	無記錄	CEA 1.9→1.1 ER 64%	-66%	無記錄	Huang et al.[12]
Ivermectin 乳膏1%綜合治療（高蠕形蟎蟲密度）	63	2-20週	無記錄	無記錄	-95%	14月*	Huang（未刊登）
Ivermectin	15	Ivermectin 隔週一次，連續兩週，第四周評估†	無記錄（78.3% 治療成功）	無記錄	-40%	無記錄	Salem et al.[42]
Ivermectin + metronidazole 250mg tid x 2週	15		無記錄（98.3% 治療成功）	無記錄	-90%	無記錄	

CEA, 醫師紅斑評估指數；ER, Excellent response（療效優良）；治療成功，完全清除或幾乎完全清除（重大進步或明顯進步）；*病人最終平均蠕形蟎蟲密度 8.1 隻蟲/cm^2 檢驗方式是拇指擠壓法；†，病人包括痤瘡、玫瑰斑、口周皮膚炎、眼瞼炎。

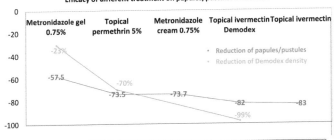

Efficacy of different treatment on papules/pustules of rosacea

Treatment duration	60 days (8.6 weeks)	60 days (8.6 weeks)	16 weeks	12 weeks	16 weeks
Authors	Turgut et al. [4] (2015)	Koçak et al.[9] 2002	Taieb et al.[10, 14] (2015)	Schaller et al.[11] (2017)	Taieb et al.[10, 14] (2015)

By Huang Hui-Peng MD

圖21. 玫瑰斑治療後，丘疹膿泡數目減少伴隨著蠕形蟎蟲密度減少。

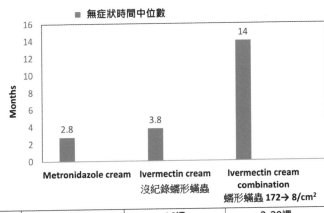

■ 無症狀時間中位數

治療時間	16 週	16週	2-20週
Authors	Taieb et al.[10, 14] (2015)	Taieb et al.[10, 14] (2015)	Huang Hui-Peng unpublished

圖22.玫瑰斑治療後疾病緩解期的中位數比較，ivermectin乳膏優於metronidazole乳膏，ivermectin乳膏協同治療把蠕形蟎蟲最終密度降到正常值，無症狀時間的中位數是14個月，優於單獨使用ivermectin而且沒有計算蟎蟲密度的3.8個月。

1.3.3 蠕形蟎蟲簡介

蠕形蟎蟲是一種四對腳的體外寄生蟲，有物種專一性，也就是說人的蠕形蟎蟲不會跨物種傳染到別的動物，貓狗的蠕形蟎蟲也不會傳染給人類。人類的蠕形蟎蟲有兩種，一種叫做毛囊蠕形蟎蟲（*Demodex folliculorum*），另一種短蠕形蟎蟲（*Demodex brevis*），毛囊蠕形蟎蟲生活在毛囊最淺層稱為漏斗部（infundibulum）的位置，憑藉咬食毛囊的角質細胞（keratinocyte）和皮脂（sebum）為生（圖23, 24），短蠕形蟎蟲以皮脂為生，寄生在皮脂腺（sebaceous gland），尤其是靠近連接毛囊的皮脂腺導管位置，眼瞼的瞼板腺（meibomian gland）也是短蠕形蟎蟲寄生的部位。兩種蠕形蟎蟲的區別有些文獻以身體大小來區分，有些以身體透明度區分，西安交通大學周醫師分析蠕形蟎蟲的粒線體16S rDNA，發現以外觀區分這兩種蟎蟲，尾巴的形狀最可靠，有像手指頭一樣鈍鈍的尾巴的是毛囊蠕形蟎蟲，像錐子一樣尖銳的是短蠕形蟎蟲，有些毛囊蠕形蟎蟲的體型甚至比短蠕形蟎蟲還小。[44] 蠕形蟎蟲寄生位置以臉部為主，尤其是臉頰、鼻子、印堂和下巴這些皮脂腺分布高的地方，頭皮、身體和頸部這些部位也可以採樣到少量的蠕形蟎蟲，因為蠕形蟎蟲住在毛囊和皮脂腺裡面，算是體外寄生蟲。成年毛囊蠕形蟎蟲平均體型是短蠕形蟎蟲的2倍，身體長度毛囊蟎蟲 0.3-0.4 mm，而短蠕形蟎蟲 0.15-0.2 mm。一般認為少量的蠕形蟎蟲對人體無害，但是數量多到某種程度以上就會造成皮膚的損傷，就是所謂的蠕形蟎蟲病（demodicosis），蠕形蟎蟲病又分為原發和次發性，後者伴隨全身性或局部性免疫抑制。[18]

　　蟎蟲增生的原因主要是免疫受到抑制，例如使用類固醇，或者是先天免疫功能失調，有些網路文章還提到含油保養品和表皮屏障破壞，個人覺得需要更多證據才能支持這樣的論點。傳播方式靠皮膚、頭髮、眉毛接觸，新生兒的蠕形蟎蟲就是與父母親臉上皮膚親密接觸而來。根據我們的實驗觀察，在乾燥的環境蠕形蟎蟲幾個小時到1天就會死亡，然而在很潮濕的環境可以存活4到5天，因此比較不擔心棉被和枕頭，倒是共用潮濕的毛巾有可能是傳播的媒介，幸好免疫力正常的人並不怕蠕形蟎蟲，可以將它控制在有限的數量。親子蠕形蟎蟲都過高的機會比夫妻蠕形蟎蟲都過高的機會還要大，應該是親子有類似的先天免疫反應。正常人蠕形蟎蟲的盛行率因採樣的年齡層不同而有差別，黃輝鵬醫師、許釗凱副教授和李玉雲教授共同發表的論文"Thumbnail-squeezing method: an effective method for assessing *Demodex* density in rosacea"顯示16到68歲的正常人69.3%檢查得到蠕形蟎蟲，對照玫瑰斑的病人99-100%檢查得到蟎蟲。正常值為每平方公分小於12隻蟎蟲。[15]

　　2022年6月24日年BBC news中文版一篇關於人類蠕形蟎蟲的報導，提出一些蟎蟲的科普知識，不過內容有些地方偏離我們皮膚科醫師所認識的蠕形蟎蟲。該報導聲稱蠕形蟎蟲是皮膚的清道夫，〔我們應該能為給毛囊蠕形蟎蟲提供一個家園，並能與之建立如此親密的關係感到感恩〕。〔牠們非常小巧可愛。沒有什麼可擔心的。牠們清潔我們的毛孔，並使之保持平滑。牠們不會對你造成任何傷害。〕事實是：組織切片顯示毛囊蠕形蟎蟲咬食毛囊的角質細胞（圖23），[23] 我們做的實驗有觀察攝影到採檢的蟎蟲正在一口一口得咬食皮脂（圖24）。至於吃不吃死掉的角質，還沒有找到這種描述的具體證據。光是吃活的毛囊角質細胞這個發現，就足以否定無害的說詞。

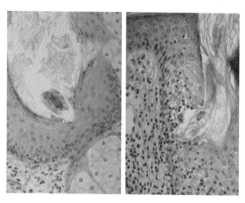

圖23. 病理切片顯示毛囊蠕形蟎蟲咬食毛囊的角質細胞（keratinocyte）（Quertesy of Forton）J Eur Acad Dermatol Venereol. 2012 Jan;26（1）:19-28.

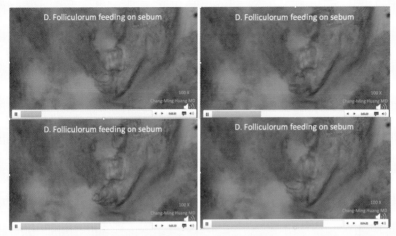

圖24. 分時攝影圖顯示一隻毛囊蠕形蟎蟲正在啃食皮脂（sebum），影像取得是經由拇指擠壓法採取組織樣本。

YOUTUBE連結 *Demodex folliculorum* feeds on sebum

「隨著牠們基因多樣性變小，牠們對我們的依賴性也在增加──這意味著牠們可能處於滅絕的危機。」事實是：蠕形蟎蟲無法跨物種寄生，這種依賴其實不影響其生存，只要還有人類，它就不愁無法生存下去。〔我們長久以來與人類的關係，讓他們發展出對人類有利的部分，舉例來說它會讓我們的毛孔不會堵塞。〕這句話沒有研究支持，臨床上看太多案例反而是蟎蟲阻塞毛孔（圖11,12），除蟲後才暢通的案例。

我們提出的拇指擠壓驗蟲法，不乏發現每平方公分皮膚寄生了500隻以上的蟎蟲，皮膚被揉躪的面目全非，何來光滑健康。人類臉上皮膚每平方公分有250-270個毛囊，蠕形蟎蟲並非常態分布在這些毛囊，而是不均勻的群聚在某些毛囊裡面，臉頰、鼻子、下巴、額頭（印堂）是蟎蟲密度最高的地方。少量的蠕形蟎蟲，皮膚承受得起，無傷大雅，可以與之共存，蟲超量，皮膚有症狀，千萬別坐視不管啊！皮膚症狀包括：丘疹、膿皰、毛孔粗大、毛孔有細細白色內容物，也可以有上述變化的各種組合和不同程度表現。常常每病人看到自己臉上檢驗到的密密麻麻的蠕形蟎蟲（圖25），往往驚訝且感到不可思議有蠕形蟎蟲無害的說法。文中也提到「毛囊蠕形蟎」對人體沒有太大壞處，反而有助於清潔毛細孔，讓我們的皮膚保持光滑。這句話加上「少量」兩個字就符合事實的陳述了。少寫幾個字，意思差很大！

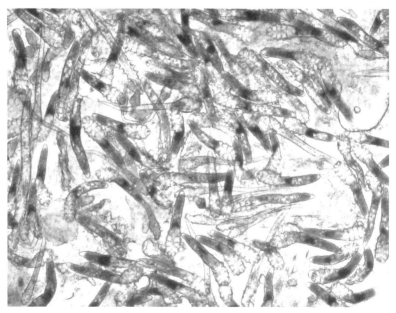

圖25. 臉上檢驗到的密密麻麻的蠕形蟎蟲

1.3.4 治療玫瑰斑——那些和蠕形蟎蟲一樣重要的事

　　根據美國玫瑰斑協會資料，玫瑰斑主要惡化因素佔比如下，紫外線81%，情緒79%，熱75%，大風57%，激烈運動56%，酒精52%，熱水澡51%，冷天氣46%，辣物45%，濕度44%，其他因素還有室內悶熱41%，不當保養品41%，熱飲36%，化妝品27%，藥物15%，柑橘類13%，醃漬肉品10%，奶製品8%。（https://www.rosacea.org/patients/rosacea-triggers/rosacea-triggers-survey）

　　紫外線、情緒和熱的占比很高，我們的研究結果蠕形蟎蟲92%，因此除了蠕形蟎蟲，其他因素也要一併處理，治療才會完整（圖26），食物方面占比相對低，建議有明確惡化跡象才忌口，對生活品質影響會相對少些。

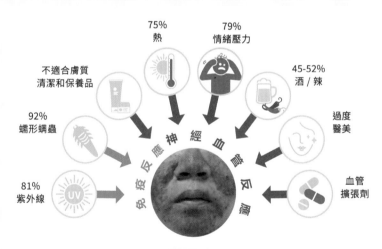

圖26. 治療玫瑰斑——那些和蠕形蟎蟲一樣重要的事。紫外線和蠕形蟎蟲誘發免疫反應，熱刺激、情緒壓力、酒、辛辣食物和血管擴張劑引起神經血管反應，過度醫美和不適合的清潔與保養用品破壞表皮屏障，引起皮膚泛紅。

參考文獻（Reference）

1. Crawford GH, Pelle MT, James WD. Rosacea: I. Etiology, pathogenesis, and subtype classification. *J Am Acad Dermatol.* 2004;51（3）:327-341; quiz 342-324.

2. Heisig M, Reich A. Psychosocial aspects of rosacea with a focus on anxiety and depression. *Clin Cosmet Investig Dermatol.* 2018;11:103-107.

3. Dai R, Lin B, Zhang X, Lou Y, Xu S. Depression and Anxiety in Rosacea Patients: A Systematic Review and Meta-Analysis. *Dermatol Ther（Heidelb）.* 2021;11（6）:2089-2105.

4. Marson JW, Baldwin HE. Rosacea: a wholistic review and update from pathogenesis to diagnosis and therapy. *Int J Dermatol.* 2020;59（6）:e175-e182.

5. Tan J, Schöfer H, Araviiskaia E, Audibert F, Kerrouche N, Berg M. Prevalence of rosacea in the general population of Germany and Russia-The RISE study. *J Eur Acad Dermatol Venereol.* 2016;30（3）:428-434.

6. Tan J, Almeida LM, Bewley A, et al. Updating the diagnosis, classification and assessment of rosacea: recommendations from the global ROSacea COnsensus（ROSCO）panel. *Br J*

Dermatol. 2017;176（2）:431-438.

7. Gallo RL, Granstein RD, Kang S, et al. Standard classification and pathophysiology of rosacea: The 2017 update by the National Rosacea Society Expert Committee. *J Am Acad Dermatol.* 2018;78（1）:148-155.

8. Schaller M, Almeida LMC, Bewley A, et al. Recommendations for rosacea diagnosis, classification and management: update from the global ROSacea COnsensus 2019 panel. *Br J Dermatol.* 2020;182（5）:1269-1276.

9. Kim HO, Kang SY, Kim KE, Cho SY, Kim KH, Kim IH. Neurogenic rosacea in Korea. *J Dermatol.* 2021;48（1）:49-55.

10. Sadeghian A, Rouhana H, Oswald-Stumpf B, Boh E. Etiologies and management of cutaneous flushing: Nonmalignant causes. *J Am Acad Dermatol.* 2017;77（3）:391-402.

11. Sadeghian A, Rouhana H, Oswald-Stumpf B, Boh E. Etiologies and management of cutaneous flushing: Malignant causes. *J Am Acad Dermatol.* 2017;77（3）:405-414.

12. Odo ME, Odo LM, Farias RV, et al. Botulinum toxin for the treatment of menopausal hot flushes: a pilot study. *Dermatol Surg.* 2011;37

（11）:1579-1583.

13. Forton F, Seys B. Density of *Demodex folliculorum* in rosacea: a case-control study using standardized skin-surface biopsy. *Br J Dermatol.* 1993;128（6）:650-659.

14. Forton FM, De Maertelaer V. Two Consecutive Standardized Skin Surface Biopsies: An Improved Sampling Method to Evaluate *Demodex* Density as a Diagnostic Tool for Rosacea and Demodicosis. *Acta Derm Venereol.* 2017;97（2）:242-248.

15. Huang HP, Hsu CK, Lee JY. Thumbnail-squeezing method: an effective method for assessing *Demodex* density in rosacea. *J Eur Acad Dermatol Venereol.* 2020;34（7）:e343-e345.

16. Huang HP, Hsu CK, Lee JY. A new superficial needle-scraping method for assessing *Demodex* density in papulopustular rosacea. *Journal of cosmetic dermatology.* 2020;19（4）:896-900.

17. Turgut Erdemir A, Gurel MS, Koku Aksu AE, Falay T, Inan Yuksel E, Sarikaya E. *Demodex* mites in acne rosacea: reflectance confocal microscopic study. *Australas J Dermatol.* 2017;58（2）:e26-e30.

18. Chen W, Plewig G. Human demodicosis: revisit and a proposed classification. *Br J Dermatol.*

2014;170（6）:1219-1225.

19. Huang HP, Hsu CK, Lee JY. Rosacea with persistent facial erythema and high *Demodex* density effectively treated with topical ivermectin alone or combined with oral carvedilol. *Dermatologic therapy*. 2021;34（2）:e14899.

20. Huang HP, Hsu CK, Lee JY. Topical ivermectin-induced transient flare of rosacea as a host reaction to killed *Demodex* mites preventable by short-term use of topical corticosteroid. *Dermatologic therapy*. 2022;35（7）:e15517.

21. Rodrigues-Braz D, Zhao M, Yesilirmak N, Aractingi S, Behar-Cohen F, Bourges JL. Cutaneous and ocular rosacea: Common and specific physiopathogenic mechanisms and study models. *Mol Vis*. 2021;27:323-353.

22. Woo YR, Lim JH, Cho DH, Park HJ. Rosacea: Molecular Mechanisms and Management of a Chronic Cutaneous Inflammatory Condition. *Int J Mol Sci*. 2016;17（9）.

23. Forton FM. Papulopustular rosacea, skin immunity and *Demodex*: pityriasis folliculorum as a missing link. *J Eur Acad Dermatol Venereol*. 2012;26（1）:19-28.

24. Moura AKA, Guedes F, Rivitti-Machado MC, Sotto

MN. Innate immunity in rosacea. Langerhans cells, plasmacytoid dendritic cells, Toll-like receptors and inducible oxide nitric synthase （iNOS） expression in skin specimens: case-control study. *Archives of dermatological research*. 2018;310（2）:139-146.

25. Huang YW, Huang HP, Hsu CK, Lee JY. Hydroxocobalamin: An Effective Treatment for Flushing and Persistent Erythema in Rosacea. *J Clin Aesthet Dermatol*. 2022;15（6）:42-45.

26. Oka T. Psychogenic fever: how psychological stress affects body temperature in the clinical population. Temperature (Austin). 2015;2(3):368-378.

27. Kellogg DL, Jr., Pérgola PE, Piest KL, et al. Cutaneous active vasodilation in humans is mediated by cholinergic nerve cotransmission. Circ Res. 1995;77（6）:1222-1228.

28. Kellogg DL, Jr. In vivo mechanisms of cutaneous vasodilation and vasoconstriction in humans during thermoregulatory challenges. Journal of applied physiology（Bethesda, Md : 1985）. 2006;100（5）:1709-1718.

29. Yamazaki F, Minokoshi K. Exercise training and cutaneous vasodilator function. *Japanese*

Journal of Physical Fitness and Sports Medicine. 2017;66:185-193.

30. Kawakami S, Sato H, Sasaki AT, et al. The Brain Mechanisms Underlying the Perception of Pungent Taste of Capsaicin and the Subsequent Autonomic Responses. Front Hum Neurosci. 2015;9:720.

31. Drummond PD. Mechanisms of physiological gustatory sweating and flushing in the face. J Auton Nerv Syst. 1995;52(2-3):117-124.

32. Whitfeld M, Gunasingam N, Leow LJ, Shirato K, Preda V. Staphylococcus epidermidis: a possible role in the pustules of rosacea. *J Am Acad Dermatol.* 2011;64（1）:49-52.

33. Lacey N, Delaney S, Kavanagh K, Powell FC. Mite-related bacterial antigens stimulate inflammatory cells in rosacea. *Br J Dermatol.* 2007;157（3）:474-481.

34. Tüzün Y, Keskin S, Kote E. The role of Helicobacter pylori infection in skin diseases: facts and controversies. *Clin Dermatol.* 2010;28（5）:478-482.

35. Drago F, Ciccarese G, Herzum A, Drago F, Rebora A, Parodi A. The association between cigarettes smoke, small intestine bacterial overgrowth and rosacea. *G Ital Dermatol Venereol.* 2019;154

（6）:727-728.

36. Abram K, Silm H, Maaroos HI, Oona M. Risk factors associated with rosacea. *J Eur Acad Dermatol Venereol*. 2010;24（5）:565-571.

37. Sattler EC, Hoffmann VS, Ruzicka T, Braunmühl TV, Berking C. Reflectance confocal microscopy for monitoring the density of *Demodex* mites in patients with rosacea before and after treatment. *Br J Dermatol*. 2015;173（1）:69-75.

38. Koçak M, Ya li S, Vahapo lu G, Ek io lu M. Permethrin 5% cream versus metronidazole 0.75% gel for the treatment of papulopustular rosacea. A randomized double-blind placebo-controlled study. *Dermatology*.
2002;205（3）:265-270.

39. Taieb A, Ortonne JP, Ruzicka T, et al. Superiority of ivermectin 1% cream over metronidazole 0.75% cream in treating inflammatory lesions of rosacea: a randomized, investigator-blinded trial. *Br J Dermatol*. 2015;172（4）:1103-1110.

40. Taieb A, Khemis A, Ruzicka T, et al. Maintenance of remission following successful treatment of papulopustular rosacea with ivermectin 1% cream vs. metronidazole 0.75% cream: 36-week extension of the ATTRACT randomized study. *J*

Eur Acad Dermatol Venereol. 2016;30（5）:829-836.

41. Schaller M, Gonser L, Belge K, et al. Dual anti-inflammatory and anti-parasitic action of topical ivermectin 1% in papulopustular rosacea. *J Eur Acad Dermatol Venereol.* 2017;31（11）:1907-1911.

42. Salem DA, El-Shazly A, Nabih N, El-Bayoumy Y, Saleh S. Evaluation of the efficacy of oral ivermectin in comparison with ivermectin-metronidazole combined therapy in the treatment of ocular and skin lesions of *Demodex folliculorum. Int J Infect Dis.* 2013;17（5）:e343-347.

43. Forton FMN, De Maertelaer V. Treatment of rosacea and demodicosis with benzyl benzoate: effects of different doses on *Demodex* density and clinical symptoms. *J Eur Acad Dermatol Venereol.* 2020;34（2）:365-369.

44. Zhao YE, Hu L, Ma JX. Molecular identification of four phenotypes of human *Demodex* mites （Acari: Demodicidae）based on mitochondrial 16S rDNA. *Parasitology research.* 2013;112（11）:3703-3711.

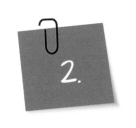

2. 我的蠕形蟎蟲與玫瑰斑研究之旅

2.1 啟蒙

2012年以前，有不少病人臉上有反復發作的小丘疹膿皰，總覺得這不是一種熟悉的疾病，一直到有一位年輕女性臉上有一些分散的丘疹膿皰，反覆看了3年，做過貼膚試驗是陰性反應，當作太滕氏病（Ofuji disease）給indomethacin治療，當成玫瑰斑給metronidazole gel也沒有改善，後來轉診看過成大李玉雲教授，刮皮屑膿皰，氫氧化鉀顯微鏡檢查發現一隻蠕形蟎蟲，懷疑有蠕形蟎蟲感染。當家屬告訴我有找到蟎蟲的時候，我就非常有興趣，想說我自己也來找找看，於是我拿起鈍的刮刀刮膿皰，結果發現膿皰液在刮刀上很快就乾掉了，根本就沒有組織可以讓我轉移到玻片上做檢查，於是我靈機一動，想到如果用18號針頭來採樣，是不是可以拿到足夠的膿皰液在顯微鏡下檢查呢？於是我們就這麼做，而且確定這個病人真的是蠕形蟎蟲感染，後來就順利治好，也沒有再復發。有了這個病人的經驗之後，發現門診還有不少類似的病人，於是我們逐漸發展出用18號針頭挑膿皰來檢驗蠕形蟎蟲的方法。

2.2 沒有適合的藥物治療蠕形蟎蟲的年代

　　隨著越來越多的蠕形蟎蟲過高的病人被檢驗出來，治療的需求越來越多，2016年以前台灣能用的治療蠕形蟎蟲的藥物有限，metronidazole gel 0.75%、crotamiton lotion 10%、crotamiton 10% + hydrocortisone 0.25% cream、benzyl benzozte lotion 20%（BBL）、r-BHC cream 1%，等等。其中BBL殺蟲效果最穩定，可惜抹在臉上非常疼痛，甚至持續痛20分鐘，而且有濃濃的殺蟲藥臭味道，治療期間臉會更紅脫皮落屑。有一位很配合的玫瑰斑病人有次回診邊講邊哭：「黃醫師我受不了了，這個殺蟲藥水擦上去臉頰很痛，而且整個屋子都是殺蟲劑的臭味」（玫瑰之友心情故事之1），那天開始，我們嘗試了很多種保濕產品，包括在BBL藥水之前擦，稀釋藥水再擦以及在藥水之後擦，都沒有辦法減輕疼痛和臭味。後來我們終於找到了用50%的茶樹精油在藥水之後塗抹，可以消除疼痛感和臭味，用保濕性很高的乳霜緩解刺激落屑脫皮，連續治療2到4個月後，再連續三個禮拜都檢驗找不到蟎蟲，病人的皮膚會變得很光滑、細緻、白皙，完成治療的病人都非常滿意（圖27），後來追蹤，持續緩解超過三年不需要任何治療的病人比比皆是。早期要說服病人接受這種殺蟲治療，幾乎只有兩個條件：一、是病人已經長期使用其他治療方式無效，或者越來越惡化。二、是我們要用很多數據和圖片跟病人解釋爲什麼要這樣治療、治療過程會遇到什麼情況、治療後的皮膚變好變光滑的照片，讓病人相信這樣的治療是值得期待的，通常需要衛教30分鐘左右的時間，因爲我們看到太多的病人因為其他治療無效或惡化，所以願意多花30分鐘跟病人解釋加入去除蟎蟲治療的好處（圖28）。

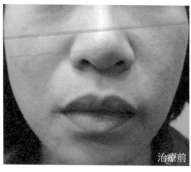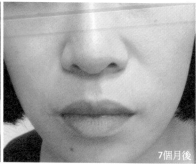

治療前

7個月後

圖27. 玫瑰斑治療前後比較。病人的皮膚會變得很光滑、細緻、白皙。

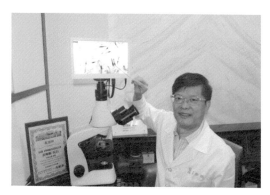

圖28. 用實際影像耐心解釋，是病人願意接受抗蟲療法的關鍵。

2.3 蟎蟲我獨行病友來相伴（2012-2017）

　　2017年以前治療玫瑰斑加入殺蠕形蟎蟲的療法，在台灣是絕無僅有（圖29），因此用其他治療遭遇困難的玫瑰斑患者有來自全台灣各地，從南到北甚至東部和離島，經過網路查詢會到台南黃輝鵬皮膚科診所來尋求幫助。有一位女性長期受丘疹膿皰型玫瑰斑之苦，從2012年到2014年在我的門診以傳統方式治療，不但沒有起色而且越來越嚴重，有一天他打電話到門診告訴我希望我等他，她想最後一個看診，中午12點，他進診間很沮喪的一邊說著一邊哭泣：「我的臉這樣子，每一個同事，每一位朋友看到我都問我怎麼了，怎麼不找醫生看看，我知道他們是關心我，可是我聽起來就很難過，人家介紹什麼保養品，一套三萬五萬的，我也跟著買，可是一點效果都沒有，我該怎麼辦呢？」聽完他的敘述真是令人心酸，在經過我們耐心的解釋之後，蟎蟲檢查結果她屬於蠕形蟎蟲密度過高的玫瑰斑病人，便開始用BBL和茶樹精油搭配口服抗生素治療，一個月之後他臉上的丘疹膿皰已經改善6成以上，9個月後的照片追蹤顯示他的臉已經很光滑細緻，完全沒有丘疹膿皰，3年以後病人才再次回診，這一次只有少數丘疹膿皰她就意識到要趕快回診，而且2017年有新的殺蟲藥物可以用，病人輕鬆的治療兩個月後，情況就已經好轉很多，不像以前舊的藥物治療起來那麼辛苦（圖30）。

　　2017年底以前，雖然醫學文獻有一些零星的殺蠕形蟎蟲治療玫瑰斑的報告，畢竟不是主流治療，因此我們遭遇的阻力和批評可想而知，有些病人看診時候好不容易才決定接受，回到家聽了另外一個醫師或藥師的意見之後，可能就回來跟你翻臉，說「怎麼用這種藥讓病人擦在臉上，蠕形蟎蟲是正常的菌落，爲什麼要用殺蟲方式來治療酒糟」，「妖言惑衆」，「危言聳聽」，客氣一點的醫師會以微笑不置可否回答病人，2015年台灣皮膚科醫學會舉辦酒糟共識會議，我也被提名爲共識會員之一，當時在會議討論中我也提及我在蠕形蟎蟲和酒糟的一些臨床觀察，可惜當時大多數的共識會員雖然認同蠕形蟎蟲在玫瑰斑扮演誘發的角色，但是並沒有認同用殺蟲來治療玫瑰斑。卽使是現在2022年，就在兩個月前還有病人轉述一位內科醫師談到某位皮膚科醫師對蠕形蟎蟲的評論是「一場騙局」，我們一直堅持走一條對病人有幫助的道路，希望在這條道路上有越來越多的好朋友包括醫師和玫瑰斑之友一起來見證。

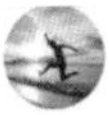

Lo Chi-Shou 😊 覺得感激——和**黃輝鵬**。　　⋯

2019年9月30日 · 👥

「時間會證明一切」
今日來了一位特別的酒糟患者
三年前 曾經到處求醫
看遍許多名醫
仍無法控制病情
甚至有醫師勸她不要太積極治療
駁斥她找到的資訊

後來 她不放棄
遠到台南治療
我好奇問她怎麼跑這麼遠
（儘管心裡已有答案）
她說因為
台灣當時只有一個醫師這樣治療酒糟
她說 用治療疥瘡的藥水和茶樹精油
聽到這個治療
很特殊 卻耳熟
後來她病情終於穩定下來

三年後的今日
病情復發
她發現台中終於有診所
有這個檢驗技術
才找來小弟診所

我們都很欣慰**黃輝鵬**院長
改變了傳統酒糟治療的思維
讓台灣各地患者不用再南北奔波
更慶幸的是
如今台灣終於引進了更安全、有效的藥物
真的是酒糟患者的一大福音！

圖29. 羅棋守醫師提供臉書的po文，當年台灣絕無僅有的殺蠕形蟎蟲治療酒糟的醫師（2012-2017）。

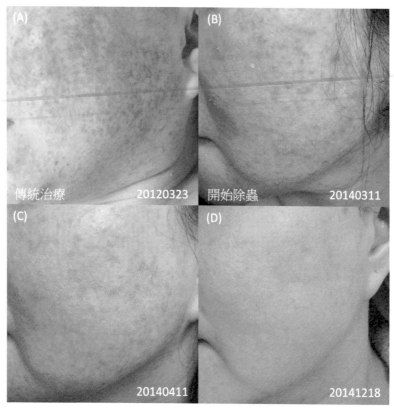

(A) 傳統治療　20120323
(B) 開始除蟲　20140311
(C) 20140411
(D) 20141218

圖30. 玫瑰斑病人接受傳統治療兩年無效甚至惡化，改用抗寄生蟲療法之後逐漸恢復皮膚健康。

　　2013年我們門診開始為每一位玫瑰斑朋友檢驗蠕形蟎蟲，除了用比利時Forton醫師的標準化皮表切片（standardized skin surface biopsy）檢查之外，還創新提出針挑膿皰法，和拇指擠壓法。2017年於皮膚科醫學會年會期間，首次發表玫瑰斑（酒糟）與蠕形蟎蟲採檢和治療。迄2022年為止，我們口頭和論文發表玫瑰斑紅斑、潮紅、丘疹膿皰以及特殊型玫瑰斑的殺蟲與非殺蟲治療效果。殺蟲藥不同劑量、惡化反應、預防方法等等研究成果。我在2017演講曾預期十年內，玫瑰斑的蠕形蟎蟲治療會成為每一位皮膚科醫師的基本能力，現在這目標應該達成率有超過五成，普遍採用的原因應該是每一個皮膚科醫師都可以複製良好的治療效果，只要診斷正確和掌握治療方法的竅門。

2.4 檢驗蠕形螨蟲的方法

2.4.1 針挑膿皰法檢驗蠕形螨蟲（superficial needle-scraping method）

　　我們研究了一個檢驗蠕形螨蟲的新方法叫做針挑膿皰法，英文名稱是superficial needle-scraping of pustules。後來由我、許釗凱副教授和李玉雲教授共同發表論文在Journal of Cosmetic Dermatology，題目是A new superficial needle-scraping method for assessing *Demodex* density in papulopustular rosacea。[1] 在這個研究裡我們收案了40例丘疹膿皰型玫瑰斑病人，和35位尋常性座瘡，俗稱青春痘的病人當對照組，這35位青春痘病人都沒有臉上背景紅斑、血管擴張、臉潮紅或者臉上搔癢的症狀。檢驗的方法是用18號針頭尖端的突起面，以接近水平的方式挑取膿皰內容物。挑取的時候，輔助的手必須把膿皰周圍的皮膚輕輕捏緊，讓膿皰微微鼓起，取出膿皰內容物之後把組織沾到玻片上，重複採樣5個膿皰，再加上一滴生理食鹽水或自來水，蓋上蓋玻片，然後在顯微鏡下觀察計算螨蟲數目（圖31）。

　　我們以ROC曲線統計，約登指數（Youden index）最大值為臨界值當診斷標準。同時我們這40例丘疹膿皰型玫瑰斑的病人也做了標準化皮膚表面切片（我習慣稱呼它快乾膠貼皮法）的檢驗方式來比較針挑膿皰法和快乾膠貼皮法的差異。研究的結果顯示兩組的年齡和性別沒有統計上的差異。丘疹膿皰型玫瑰斑病人40位中有33位檢驗到蠕形螨蟲，占83%，

青春痘這一組35例中只有5例有蟎蟲（14％），這個統計的
ROC曲線下面積是0.89，表示這是一個很好的檢驗蠕形蟎蟲
高與低的方法。蠕形蟎蟲的密度在丘疹膿皰型玫瑰斑這一組
是5.6±4.2/5個膿皰，在青春痘這一組是0.3±1.0/5個膿皰
（p<0.001）（圖32）。以≧3隻蟎蟲/5個膿皰為診斷標準，
來區別蠕形蟎蟲過高和蟎蟲正常值。敏感度（sensitivity）為
0.78，專一度（specificity）為0.97（圖33），如果以每5個
膿皰有大於等於6隻蟎蟲，專一度提高到100％。40例丘疹膿
皰型玫瑰斑病人快乾膠貼皮法結果蟎蟲密度為0-102/cm^2，平
均值為8.4/cm^2，以≧6隻蟎蟲/cm^{2}為診斷標準，只有15例是
陽性，敏感度只有是0.38。

　　這個研究採樣5個膿皰的理由是：一、節省檢驗時間；
二、有些病人的膿皰數量有限，如果採樣的是10個膿皰，診
斷標準應該是≧6隻蟎蟲/10個膿皰，依照比例換算。針挑膿皰
法另一個好處是可以更直接揭露膿皰和蟎蟲的關聯性。當病人
臉上有密密麻麻的膿皰，很適合用這個檢驗方法（圖34）。
針挑膿泡法的限制是，當治療後膿皰消失，我們無法再用這個
方法去追蹤蟎蟲的密度。

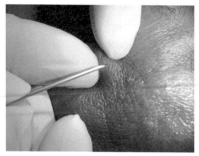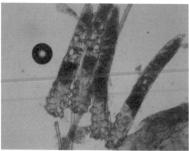

圖31. 針挑膿皰法檢驗蠕形蟎蟲，以18號針頭末端凸面挑取膿皰的內容物
（A，顯微鏡底下的蠕形蟎蟲（B）。參考文獻：Huang HP, Hsu CK, Lee JY.
A new superficial needle-scraping method for assessing *Demodex* density
in papulopustular rosacea. Journal of cosmetic dermatology. 2020;19
（4）:896-900.

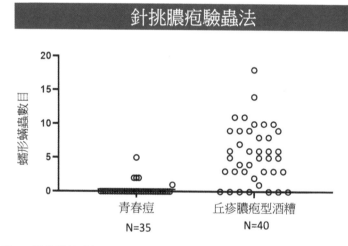

圖32. 針挑膿皰驗蠕形蟎蟲法，蠕形蟎蟲的密度在丘疹膿皰型玫瑰斑這一組
是5.6±4.2/5個膿皰，在青春痘這一組是0.3±1.0/5個膿皰（p<0.001）。

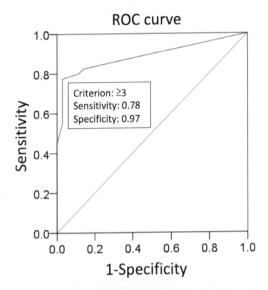

ROC curve

Criterion: ≥3
Sensitivity: 0.78
Specificity: 0.97

圖33. 針挑膿皰驗蠕形蟎蟲法的ROC曲線，臨界值取大於等於3隻蟲/5個膿皰，敏感度是0.78，專一度是0.97。參考文獻：Huang HP, Hsu CK, Lee JY. A new superficial needle-scraping method for assessing *Demodex* density in papulopustular rosacea. Journal of cosmetic dermatology. 2020;19（4）:896-900.

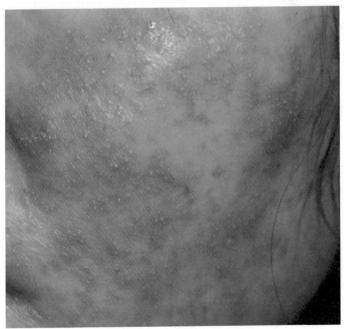

圖34. 針挑膿皰驗蠕形蟎蟲法，5個膿皰有25隻蠕形蟎蟲。

2.4.2 拇指擠壓法（thumbnail-squeezing method）

由於針挑膿皰法只適合在有膿皰的階段檢查蠕形蟎蟲，後來足足有1年的時間我們用快乾膠貼皮法（全名是標準化皮表切片）（圖35）來診斷和追蹤病人的治療效果，可是因爲快乾膠貼皮法的敏感度太低，檢驗出來了蟎蟲數量也太少，而且採取樣本需要等快乾膠乾燥的時間，計算蟎蟲遇到蟲數量稍微多的狀況，每個毛囊要調好幾個焦距才能精確計數，林林總總花掉太多時間。

後來我們就創新提出拇指擠壓法（thumbnail-squeezing method）來檢驗蠕形蟎蟲。[2] 這個檢驗方法的理論基礎是毛囊蠕形蟎蟲寄生在毛囊的淺層，即組織學稱之爲漏斗部的位置，蟎蟲是以倒栽蔥的方式寄生在毛囊裡，尾巴就在毛囊的出口處，蟎蟲的身體長度成蟲是0.3 mm，二期若蟲是0.4 mm，因此只要擠壓深度0.5 mm就足夠採檢到蟎蟲（圖36）。我們收錄了49個紅斑血管擴張型玫瑰斑病人（ETR）、53個丘疹膿皰型玫瑰斑病人（PPR）和49個正常對照組。玫瑰斑的診斷標準是依照全球玫瑰斑共識，病人都有持續性的中臉紅斑而且有誘因可以導致的臉潮紅，所有病人在6個月內都沒有使用抗寄生蟲藥物。我們在臉上標示一平方公分的正方形位置，以臉頰爲主，或者其他明顯蟎蟲多的位置，像是印堂、下巴和鼻子。盡量避開膿皰密集處，或有水腫的皮膚。採樣者需要戴上尺寸合手能撐緊的手套，採樣的位置可以抹一點點礦物油潤滑及軟化毛囊內容物，用輔助的手幫忙把皮膚固定撐緊或捏緊，用來擠壓的這個大拇指，需要留1到2mm的指甲，方便擠壓皮膚深入大約0.5mm的深度。拇指在這1平方公分的範圍內反覆擠壓-放鬆-前進，擠壓-放鬆-前進，每次前進1-2mm，擠壓出來得到的毛囊內容物會自動黏到合手撐緊的手套上，然後把這一平方公分皮膚收集到的毛囊內容物沾黏到玻片上面，因為組織都沾黏在大拇指的突起弧面上，可以把擠出來的內容物完全移轉到玻片上而不會流失，最後再滴一滴礦物油，在光學顯微鏡下觀察和計算蟎蟲的數目（https://youtu.be/zg2SGY2FFaQe）。

　　被擠出來的蠕形蟎蟲會完全攤開在顯微鏡下，可以清楚看到蟲卵、幼蟲、一期若蟲、二期若蟲和成蟲不同生活史階段，計算蟲數包括所有階段的蟲體總數量，以/cm^{2}表示。蟎蟲的密度在紅斑血管擴張型玫瑰斑和丘的膿皰型玫瑰斑病人群組都比正常對照組還要高，平均值±平均數標準誤差（mean±SEM）三者分別是105 9±16.9/cm^2、106±14.6/cm^{2}和7.8±2.8/cm^2。ROC曲線下面積，ETR和PPR都是0.95，以>11隻蟲/cm^{2}為診斷標準ETR和PPR兩者的敏感度都是92%，專一度都是90%（圖37）。這篇論文是我、許釗凱副教授和李玉雲教授共同發表論文在*J Eur Acad Dermatol Venereol.*[2]

　　初學者容易忽略的操作細節包括：一、指甲沒有留長，無法擠到足夠的深度；二、手套不夠撐緊，有皺摺的手套不利於擠壓和收集檢體；三、拇指力道不夠，剛開始手部肌肉需要學習和適應，大抵而言，第一次練習是了解方法，第二天複習讓手的肌肉協調，第三天以後手部肌肉力量逐漸加強，兩個星期的練習就得心應手了；四、建議採樣的位置以蠕形蟎蟲病譜圖11、12所示皮膚表現處為首選，避開激烈發炎的皮膚；五、善用輔助手幫忙固定皮膚，擠壓力道宜均勻緩和，並且留意長期抹類固醇和吃維生素A酸的病人皮膚脆弱，容易破皮瘀血。

　　拇指擠壓法是一個很有效的計算蠕形蟎蟲密度和觀察蟎蟲型態的方法。我們觀察到有一個畫面是由毛囊蠕形蟎蟲的蟲卵、幼蟲、一期若蟲、二期若蟲和成蟲依序圍成一個生活史週期，難能可貴（圖38）。短蠕形蟎蟲也很容易採樣取得（圖39），因為短蠕形蟎蟲主要寄生在皮脂腺，尤其是靠近皮脂腺導管的位置，擠壓深度0.5mm已經超越皮脂腺導管的深度。這個檢驗方法，臉上的任何部位都可以施行，不管是突起面或凹面，只要皮膚可以撐緊擠壓，臉以外的皮膚像頸部、胸部和頭皮，一樣都可以採樣檢查，臉以外的部位診斷標準應該稍微降低。頭皮有很多毛髮，檢驗之前先用礦物油滋潤，手法如圖40、41所示。

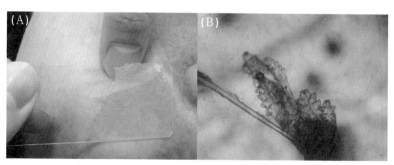

圖35. 標準化皮表切片（standardized skin surface biopsy）是用快乾膠把皮膚表面組織黏貼起來（A），顯微鏡下的蠕形蟎蟲和毛。

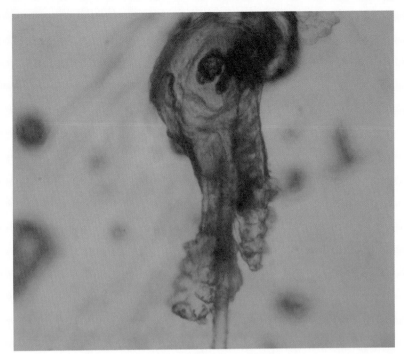

圖36. 標準化皮表切片，毛囊蠕形蟎蟲寄生在毛囊的漏斗部，以倒栽蔥的方式寄生，尾巴就在毛囊的出口處，蟎蟲的身體長度是0.3-0.4mm，因此只要擠壓深度0.5 mm就足夠採檢到蟎蟲。

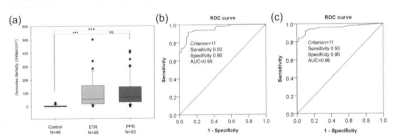

圖37. 拇指擠壓法，（A）蟎蟲的密度在紅斑血管擴張型玫瑰斑（ETR）和丘的膿皰型玫瑰斑（PPR）病人群組都比正常對照組的還要高，平均值±平均數標準誤差（mean±SEM）三者分別是105±16.9/cm^2，106±14.6/cm^{2}和7.8±2.8/cm^2。（B，C）ROC曲線下面積，ETR和PPR都是0.95，以>11隻蟲/cm^{2}為診斷標準ETR和PPR兩者的敏感度都是92%，專一度都是90%。出處Huang HP, Hsu CK, Lee JY. Thumbnail-squeezing method: an effective method for assessing *Demodex* density in rosacea. *J Eur Acad Dermatol Venereol*. 2020;34（7）:e343-e345.

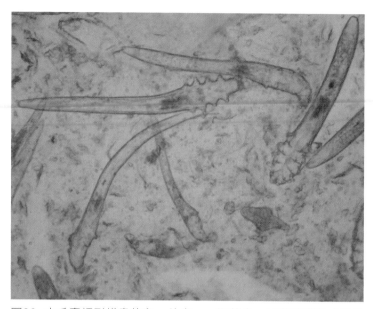

圖38. 由毛囊蠕形蟎蟲的卵、幼蟲、一期若蟲、二期若蟲和成蟲依序圍成一個生活史週期。參考文獻：Huang HP, Hsu CK, Lee JY. Thumbnail-squeezing method: an effective method for assessing *Demodex* density in rosacea. *J Eur Acad Dermatol Venereol.* 2020;34（7）:e343-e345.

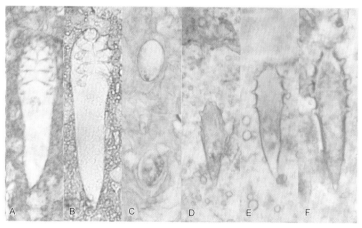

圖39. 短蠕形蟎蟲由左到右依序是：成蟲、成蟲、卵、幼蟲、一期若蟲、二期若蟲。

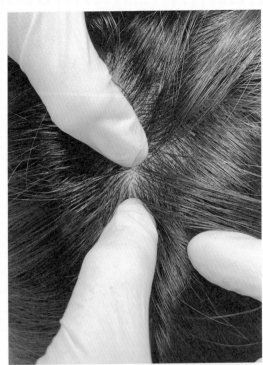

圖40. 拇指擠壓法用於頭皮時兩根大拇相對，一指固定，另一指擠壓。

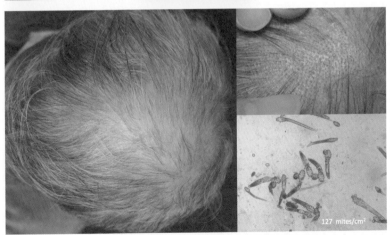

127 mites/cm²

圖41. 男性病人以頭皮瘙癢和毛孔粗大表現，採用拇指擠壓法檢驗，顯示蠕形蟎蟲密度超標。

作者認為不同採檢蠕形蟎蟲方法各擅勝場（表4），建議依情況選擇適合方法：

一、拇指擠壓法（thumbnail-squeezing method, TSM）[2]：改良式拇指擠壓法，在臉上用記號筆劃1平方公分正方形（圖42），任何病灶、採樣部位都適合，計數容易、蟎蟲形態完整，短蟲檢出率高，節省時間。需要練習手法和力道，要小心力道拿捏，以免傷到皮膚。診斷標準是>11隻蟲/cm^2，紅斑血管型玫瑰斑和丘疹膿皰型玫瑰斑都是敏感度0.92，專一度0.9。這是我們診所最常用的檢驗方法，快速、準確、方便、沒有嗆鼻快乾膠味，擠壓也可以是溫柔的方式，從採檢到計算蟲數，過程只需1-2分鐘。

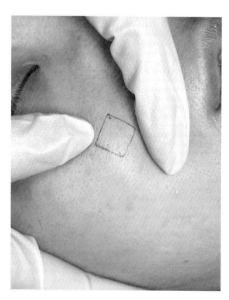

圖42. 拇指擠壓法採樣1平方公分。（連結拇指擠壓法（thumbnail-squeezing method））

二、針挑膿皰法（superficial needle scraping for pustules, SNS）[1]：適合長滿膿皰、發炎厲害的個案、提供蠕形蟎蟲與膿皰更直接的證據。敏感度0.78、專一度0.97。缺點膿皰消失就沒有辦法追蹤蟎蟲。針對圖34案例密密麻麻膿皰，我認為最好的方法是針挑膿皰法。

三、連續兩次標準化皮表切片（SSSB 1+2）[3]（快乾膠貼皮法）：Forton教授新版的快乾膠貼皮法是連續採檢兩次，採檢前先用乙醚清潔要採樣的皮膚和玻片，第一次>5隻蟲/cm^2，第二次＞10隻蟲/cm^2，合併>15隻蟲/cm^2為診斷標準，丘疹膿皰型玫瑰斑敏感度0.985、專一度0.97。任何案例都適合，作者認為缺點是採樣部位受到玻片面積的限制，有些部位不容易採檢，採樣和計數時間比較長一些，還有蠕形蟎蟲數量很多的情況下計數耗時。

四、共軛焦顯微鏡（reflectance confocal microscopy，RCM）[4]：紅斑血管擴張型玫瑰斑和丘疹膿皰型玫瑰斑的敏感度0.82、專一度0.8。儀器先進，因為昂貴目前難以廣泛使用。

表4. 各種不同檢驗蠕形蟎蟲方法的摘要

檢驗方法	拇指擠壓法	連續兩次標準化皮表切片	共軛焦顯微鏡	針挑膿皰法
酒糟亞型	ETR, PPR	PPR	ETR, PPR	PPR
診斷標準	>11 蟲/cm²	>15蟲/cm²	> 0.17蟲/毛囊	>2 蟲 / 5個膿皰
敏感度	0.92	0.985	0.82	0.78
專一度	0.90	0.97	0.8	0.97
要點	擠壓印痕 0.5mm	乙醚清潔皮膚	檢驗面積 10 mm2	採檢5個膿皰
優點	任何案例、部位都適合，蟲體攤開，節省時間，容易觀察，兩種蠕形蟎蟲、五個生長階段、型態、活動性、計算術目，非侵入性。	非侵入性	非侵入性	直接揭露膿皰與蟎蟲的關聯性
缺點	疼痛感，壓痕微紅。	缺點是採樣部位受到玻片體積的限制，採樣時間比較長，蠕形蟎蟲數量很多的情況下計數耗時。有快乾膠嗆鼻味和灼熱感。	昂貴，難以廣泛使用。	侵入性，只能檢查膿皰。
作者	黃輝鵬 許釗凱 李玉雲	Forton FM, De Maertelaer V	Turgut EA, et al	黃輝鵬 許釗凱 李玉雲

ETR：紅斑血管擴張型玫瑰斑，PPR：丘疹膿皰型玫瑰斑

2.5 蠕形蟎蟲病分類

根據Ayres原始分類，蠕形蟎蟲病分成兩種，毛囊糠疹（pityriasis folliculorum, 1930）和玫瑰斑樣蠕形蟎蟲病（rosacea-like demodicosis, 1963），後來文獻陸續有發表膿瘍和口周皮膚炎等變化。

2014年陳文杰教授和Plewig教授重新分為兩類，針狀蠕形蟎蟲病（spinulate demodicosis）和丘疹膿皰蠕形蟎蟲病（papulopustular demodicosis）、口周蠕形蟎蟲病（perioral demodicosis）、眼周蠕形蟎蟲病（periorbital demodicosis）、耳周蠕形蟎蟲病（periauricular demodicosis）、結節囊腫/群聚性蠕形蟎蟲病（nodulocystic/conglobate demodicosis）（表5）。[5]

黃輝鵬醫師分類特色

蠕形蟎蟲病（demodicosis）的皮膚臨床表現依照黃輝鵬醫師的分類，有丘疹膿皰型和非丘疹膿皰型兩大類，前者可以全丘疹或丘疹膿皰。個別病灶全丘疹者大小可以如針尖、針頭或幾乎融合成斑塊，丘疹膿皰者大小可以如針尖、針頭或結節囊（圖11）。非丘疹膿皰型蠕形蟎蟲病由毛孔粗大（large pores）和/或毛囊內阻塞物（follicular plugs）組成，可以只有毛孔粗大成淡棕色（large tan-colored pores）或是如橘子皮的外觀（orange skin-like appearance），也可以只有突起針狀的毛囊內阻塞物，依照粗細又分成如被霜覆蓋的（frosted appearance）和砂紙樣（sandpaper like appearance）皮膚，也可以毛孔粗大和毛囊內阻塞物同時存在，如肉豆蔻研磨器外觀（nutmeg grater appearance）（圖12）。其中毛孔粗大形成淡棕色和如橘子皮一般的外觀是之前文獻沒有描述過的表現。丘疹膿皰型蠕形蟎蟲病分爲丘疹膿皰和丘疹的理由在於後者治療比較困難，後續 4.2.8.2 會有詳細討論。

表5. Human demodicosis: proposed classification and nomenclature

Huang's classification	Huang's description	W. Chen and G. Plewig's nomenclature*	Ordinary terminology*
Papulopustular demodicosis	1. Papulopustules 2. Papules	1. Papulopustular demodicosis, perioral demodicosis, periorbital demodicosis, periauricular demodicosis 2. Nodulocystic/ conglobate demodicosis	1. Rosacea-like demodicosis, 2. Perioral （periorificial） demodicosis 3. *Demodex* abscess
Non-Papulopustular demodicosis	1. Large pores （large tan-colored pores, orange skin-like appearance） 2. Follicular scale （Frosted appearance, sandpaper-like appearance） 3. Large pores + follicular plugs （Nutmeg grater appearance）	Spinulate demodicosis	Pityriasis folliculorum 1. Frosted appearance 2. Sandpaper-like appearance 3. Nutmeg grater appearance
參考文獻5			

2.6 嬰幼兒時期眼瞼可能是蠕形蟎蟲的聚集地

　　嬰幼兒的蠕形蟎蟲是從哪裡來的呢？蠕形蟎蟲病在小朋友是如何表現呢？我們有一個1歲9個月的小朋友，以反覆出現的針眼來表現，我們拔取一根睫毛就有3隻毛囊蠕形蟎蟲，而且蟎蟲的發育很健康，可是在這個小朋友的鼻子我們採到的蟎蟲卻發育的很不好，跟眼睛蟎蟲比較，身體長度和寬度都比較小，身體幾乎是只有眼睛蟎蟲長度的4分之1（圖43）。另外還有一個5歲9個月的小女生，她在4到5歲期間有反覆的針眼，後來針眼消失，開始在鼻子有小膿皰，持續了一年，再經過一年，小朋友就有明顯的臉上持續性紅斑（圖44）。蠕形蟎蟲需要皮脂或瞼脂維生，雖然它也吃毛囊表皮細胞，出生的時候新生兒的臉上應該是乾淨無蟲的，經由跟大人尤其是媽媽臉部的親密接觸，蠕形蟎蟲就有可能爬到小朋友臉上，這時候小朋友因為雄性荷爾蒙還沒有發育，皮脂腺發育是還不完整，在臉上這隻蟲應該不容易得到充分的皮脂。可是，小朋友眼瞼的瞼板腺已經發育非常完整，瞼板腺出生時幾乎是功能最好的時候，所以幼兒期寄生在眼瞼的蠕形蟎蟲比寄生在臉上的蟎蟲發育更好，體型更大（圖45）。到了青春期以後雄性荷爾蒙開始製造，刺激皮脂腺發育，這時候臉上就提供足夠的營養分讓蠕形蟎蟲可以發育的很好，臨床上眼睛蠕形蟎蟲病和臉上蠕形蟎蟲病可以同時發生也可以單獨發生。我們診所最小的蠕形蟎蟲病患者的年齡臉上的是3歲1個月，眼睛是1歲9個月。小朋友驗蟲方法是用食指戴著手套輕輕摳患部皮膚採樣。

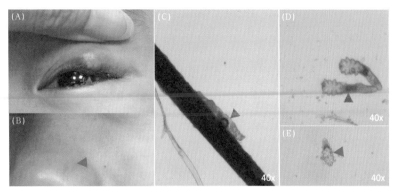

圖43. 兒童蠕形蟎蟲病，1歲9個月的小朋友，以反復出現的針眼來表現（A），臉上皮膚正常（B），拔取一根睫毛就有3隻毛囊蟎蟲，而且蟎蟲的發育很健康（C，D），鼻子的蟎蟲卻是發育的很不好，跟眼睛蟎蟲比較，身體幾乎是只有眼睛蟎蟲長度的4分之1（E），箭頭分別表示採樣部位和蟎蟲。

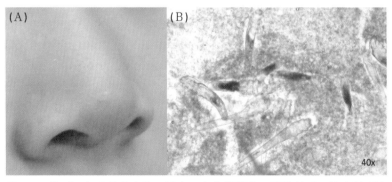

圖44. 一位5歲9個月的小女生，她在4到5歲期間有反覆的針眼，後來針眼消失，開始在鼻子有小膿皰（A），持續了一年，鼻子的蠕形蟎蟲密度是50隻蟲/cm²，再經過一年，小朋友就有明顯的臉上持續性紅斑。

嬰幼兒時期眼瞼可能是蠕形蟎蟲的聚集地

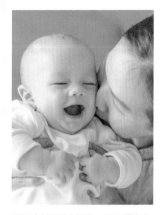

媽媽臉部的親密接觸,蠕形蟎蟲爬
到新生兒臉上。

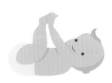

蠕形蟎蟲需要
皮脂或瞼脂維生

新生兒眼瞼的瞼板腺已經發育非常完整,
臉上皮脂腺因為性器官未發育而分泌量低。

 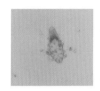

眼睛蠕形蟎蟲
發育良好

鼻子蠕形蟎蟲
發育不良

圖45. 新生兒經由媽媽親密接觸,蠕形蟎蟲就有可能爬到小朋友臉上。嬰幼
兒性荷爾蒙還沒有發育,皮脂腺發育是還不完整,相較之下,眼瞼的瞼板腺
已經發育非常完整,寄生在眼瞼的蠕形蟎蟲比寄生在臉上的蟎蟲發育更好,
體型更大。

2.7 初試啼聲——抗寄生蟲與消炎雙效的 ivermectin 乳膏的台灣經驗

　　2015年英國皮膚科雜誌（British Journal of Dermatology）發表一篇論文：外用ivermectin cream 1%治療玫瑰斑的發炎性病灶的效果比metronidazole cream 0.75%還要優秀。[6] 我看到這篇文章之後，幾番建議廠商儘快引進這個藥物到台灣來嘉惠玫瑰斑的病人。2017年廠商告知已經送件衛服部食藥署之後，我立刻建議成大醫院皮膚科專案引進這個藥物，成大一拿到這個藥，我們馬上一個月內轉診30個病人到成大就診開立外用ivermectin cream 1%，並且追蹤這些病人的使用狀況和效果，有了初步的使用經驗和臨床資料，在當年皮膚科醫學會年會廠商主辦的晚宴上，發表台灣使用ivermectin cream 1%的第一手資料（圖46）。

　　2017年4月到9月，收案33個病人，扣除失去追蹤和中途退出的10例，有23例包括17位紅斑血管擴張型玫瑰斑（ETR）病人和6位原發性蠕形蟎蟲病病人。我們把ETR病人的臉上紅斑用臨床醫師的紅斑評估（clinician's erythema assessment, CEA）分成0到4共五個等級，17位ETR病人中有12位（71%）臉上紅斑有1-2個CEA等級的改善（圖47、48）。記得當時參加晚宴的醫師非常踴躍，總共有90幾位，現場反應和討論也非常熱烈，這是開啟台灣皮膚科界重新檢視蠕形蟎蟲和玫瑰斑的關聯，以及用殺蟲療法治療玫瑰斑合併蠕形蟎蟲過高的病人的重要里程碑。

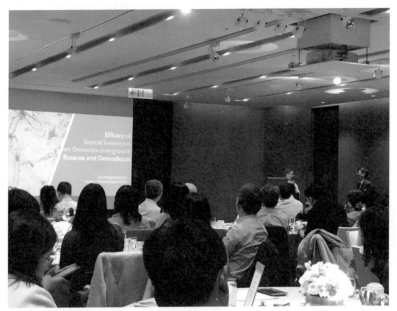

圖46. 黃輝鵬醫師於2017年皮膚科年會期間報告用殺蠕形蟎蟲療法治療酒糟合併蠕形蟎蟲過高的病人，這是台灣使用Ivermectin cream 1%的第一手資料，當時晚宴座長是成大醫院皮膚部李玉雲教授。

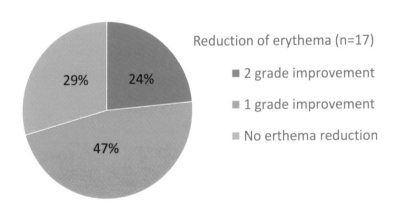

圖47. 使用ivermectin cream 1%治療的17位ETR病人中有12位（71%）臉上紅斑臨床醫師的紅斑評估（CEA）有1-2個等級的改善。

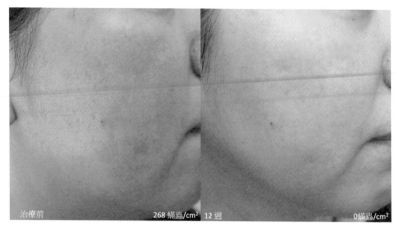

圖48. 玫瑰斑病人合併使用Ivermectin cream 1%和口服carvedilol治療12週，紅斑維持在臨床醫師的紅斑評估（CEA）=1的狀態，也測不到蠕形蟎蟲。

2.8 80個玫瑰斑案例分析

隨後逐漸累積更多病人，我們就統計分析2017年4月到2018年總計80例ETR和PPR合併有蠕形蟎蟲過高的病人，用ivermectin 1% cream單獨或者是合併其他藥物來治療的臨床結果，合併其他藥物包括carvedilol 6.25mg bid to tid 47例、levocetirizine 42例、tacrolimus 0.1% ointment 3例、isotretinoin 10 to 20mg qd 14例、doxycycline 100mg qd 7例、minocycline 100mg qd 6例、metronidazole 0.75% gel 11例，tranexamic acid（50 mg/ml）敷臉敷臉7例。80例病人中有3例因為丘疹膿皰惡化而停止治療。經過2至16星期的治療之後，發現42個CEA≧2的ETR病人中有37（88%）個可以達到治療成功，反觀35個PPR病人中只有24個可以達到治療成功，11個只是臨床進步。治療成功的定義是ETR病人最終CEA≦1，PPR病人丘疹膿皰完全消失或幾乎完全消失。仔細分析這兩組PPR的病人的ivermectin 1% cream使用總計量和治療時間，發現兩組的總劑量統計上沒有顯著差異，而治療時間在治療成功這一組是8.0 ± 3.8週（4-16週），臨床進步這一組是4.8 ± 1.9週（2-8週），統計上有顯著差異（$p < 0.001$；圖49）。這兩組的蠕形蟎蟲密度，各自治療前後都有顯著差異，彼此治療前後皆無顯著差異。但是治療成功這一組最終的蟎蟲密度是$7.5 \pm 2.2/cm^2$，臨床進步這一組最終是$23.4 \pm 10.7/cm^2$（圖50），採檢方法是拇指擠壓法，診斷標準是>11蟲$/cm^2$。

我們推論ivermectin 1% cream治療時間拉長和蠕形蟎

蟲的最終密度降到正常值，可能會提升PPR的治療結果。我們觀察到一件有趣的事，在這80個玫瑰斑病人中，有4個個案毛囊蠕形蟎蟲降低的同時伴隨著短蠕形蟎蟲密度上升，卻沒有臨床惡化的現象，例如第32例病人是丘疹膿皰型玫瑰斑，他的毛囊蠕形蟎蟲與短蠕形蟎蟲的比例從治療前52：44/cm^2，治療後變成10：230/cm^2，後來再加上兩個禮拜的口服A酸每天10毫克，最終蠕形蟎蟲總數才降到每平方公分兩隻短蟲。據此，我們推測短蠕形蟎蟲的臨床致病能力遠低於毛囊蠕形蟎蟲，回顧我們將近10年的臨床經驗，只有一個臉上小膿皰表現的案例，針挑膿皰法和拇指擠壓法檢驗蟎蟲，只有找到短蠕形蟎蟲。

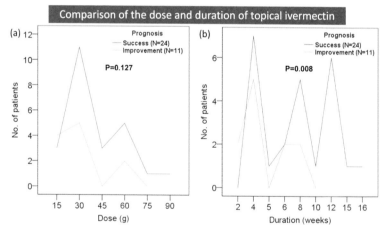

圖49. 丘疹膿皰玫瑰斑分成治療成功和臨床進步兩組。這兩組的病人的ivermectin 1% cream總劑量統計上沒有顯著差異，而治療時間在治療成功這一組是8.0±3.8週（4-16週），臨床進步這一組是4.8±1.9週（2-8週），統計上有顯著差異（p<0.001）。

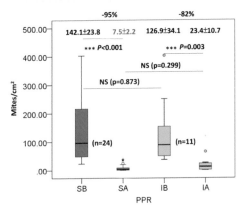

SB, therapeutic success group before treatment; SA, therapeutic success group after treatment; IB, clinical improvement group before treatment; IA, clinical improvement group after treatment.　　By Huang Hui-Peng MD

圖50. 丘疹膿皰玫瑰斑治療成功這一組最終的蟎蟲密度是7.5± 2.2/cm^2，臨床進步這一組最終是23.4±10.7/cm^2。

2.9 Ivermectin 1%乳膏與其合併口服 carvedilol 治療玫瑰斑紅斑的對照報告

　　這篇論文由我、許釗凱副教授和李玉雲教授共同發表論文在 *Dermatologic Therapy. 2021; 34: e14899.*[7]

　　已經有一些醫學文獻證實外用ivermectin 1% cream治療玫瑰斑的丘疹膿皰有效，[6,8-10] 但是其作用於有高蠕形蟎蟲密度的玫瑰斑紅斑還沒有很好的的醫學文獻紀錄，於是我們回顧性分析持續性面部紅斑的玫瑰斑病人，收案時間是2017年4月到2018年6月，這些病人同時有蠕形蟎蟲密度過高的情況，蠕形蟎蟲的採樣是用拇指擠壓法，蠕形蟎蟲過高的定義是密度>11隻蟲/cm^2。所有病人的臨床醫師的紅斑評估（CEA）≧2，病人接受的治療是ivermectin 1% cream每天兩個指節的藥量或者加上口服每天兩次carvedilol 6.25毫克，有些病人也有口服抗組織胺levocetirizine 5毫克緩解搔癢感。臨床醫師的紅斑評估（clinician's erythema assessment, CEA）分成0到4五個等級，紅斑治療反應的定義是：excellent（優良），紅斑減輕超過1個CEA等級，而且最終 CEA＝1；good（良好），紅斑減輕一到兩個CEA等級，而且最終的CEA>1；fair（尚可），紅斑的範圍縮小但是CEA等級沒有改變和none（無改善）。

　　我們一開始的病歷資料來源是前一段描述的80例ETR和PPR合併有蠕形蟎蟲過高的病人，扣除41例使用過其他藥物治療的病人，包括口服A酸isotretinoin、抗生素doxycycline、普特皮（tacrolimus 0.1%）和metronidazole gel 0.75%。

剩下的39位病人，丘疹膿皰玫瑰斑16例，紅斑血管擴張型玫瑰斑23例，有5位治療後初期惡化，其中3例因此而停止繼續治療。有4例病人在治療1-4週之後，其蠕形蟎蟲密度反而上升，他們在被偵測到蟎蟲抗藥性的時間點的CEA和蟎蟲密度也被拿來最後的分析。於是最後有36的病人，年齡性別匹配，ivermectin 1% cream這一組14人，ivermectin 1% cream加上口服carvedilol這一組22人的資料被拿來分析（表6）。病人的病史1個月到18年不等，ivermectin 1% cream治療時間1-12週，總劑量7-90公克。兩組的使用時間和總劑量沒有顯著差異。

　　兩組治療合計很明顯的改善臉部紅斑（圖51），有36例中有26例（72%）達到優良反應、2例良好、4例尚可、4例無改善。Ivermectin這一組的CEA從1.9 ± 0.7 顯著降低至1.1 ± 0.3（$p<0.01$），合併治療這一組的CEA從2.2 ± 0.4 顯著降低至1.2 ± 0.4（$p<0.01$），這兩組治療前的CEA、治療後的CEA以及CEA的降低程度彼此間沒有顯著差異。最終CEA≤1於的病人36例中有30例（83%），ivermectin這一組93%，合併治療這一組77%。雖然治療前的CEA和蠕形蟎蟲密度統計沒有相關，但是他們治療後降低程度是有統計相關（Spearman's rho=0.50, p=0.002）（圖52）。蠕形蟎蟲的平均密度很明顯的在治療後降低，平均值±平均值的標準誤差（mean ± SEM）顯著降低，分別從 120 ± 25.0 降到 40.7 ± 15.2 蟲/cm^2（$P < .01$）以及 115 ± 23.0 降到 28.0 ± 10.0 蟲/cm^2（$P < 0.01$），兩組蠕形蟎蟲治療前、後的密度，彼此之間沒有顯著差異。

這篇研究顯示：高密度蠕形蟎蟲的玫瑰斑紅斑患者以 ivermectin 1% 乳膏單獨使用或合併口服carvedilol 治療，結果是蠕形蟎蟲密度明顯減少和玫瑰斑紅斑大幅改善。2018年以後我們更注意到蠕形蟎蟲的最終密度很重要，病人也比較習慣需要自費藥物治療，玫瑰斑治療的療效也跟著有顯著提升。

表6. 36例酒糟病人的臨床資料（出處Dermatol Ther. 2021 Mar; 34（2）：e14899.）

	IVM group	IVM-CAR group
病人數	14（丘疹膿皰 5）	22（丘疹膿皰 8）
年齡（歲）	24-68（42.3±12.1*）	22-61（43.5±11.3*）
性別	女性12, 男性2**	女性21, 男性1**
疾病歷史	1個月-10年	2個月-18年
CEA 治療前 治療後	1.9±0.67 1.1±0.27（p<0.01）.	2.2±0.39 1.2±0.43（p<0.01）.
IVM總計量	7-90g（27±20）***	15-60g（37±18）***
IVM治療時間	1-12 週****	3-10 週****
紅斑反應	優良反應 9（64%）	優良反應 17（77%）
蠕形蟎蟲密度（蟲/cm^2）		
治療前	120±25.0	115±23.0
治療後	40.7±15.2（p<0.01）	28.0±10.0（p<0.01）

CEA，臨床醫師紅斑評估；IVM，ivermectin 1%乳膏；IVM-CAR，ivermectin 1%乳膏合併口服carvedilol；優良反應，CEA減少至少1級，最終小於等於1； *，p=0.707；**，p= 0.959；***，p=0.951；****，p= 0.596。

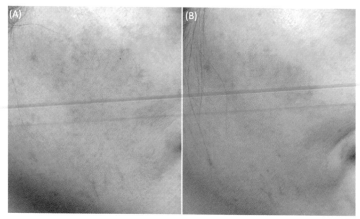

圖51. 女性玫瑰斑病人（A）單獨使用ivermectin乳膏15公克4個禮拜，六個月後追蹤臉上紅斑幾乎完全消失（B）蠕形蟎蟲密度從治療前31隻蟲/cm^{2}下降到10隻蟲/cm^2。參考文獻：Dermatol Ther. 2021 Mar; 34（2）: e14899.

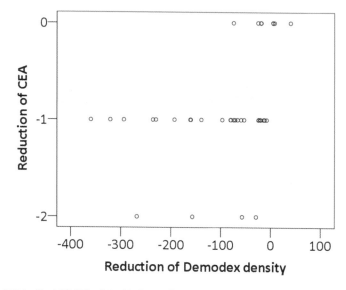

圖52. 臨床醫師紅斑評估（CEA）和蠕形蟎蟲密度治療後降低程度有統計相關（Spearman's rho=0.50, p=0.002, n=36）參考文獻：Dermatol Ther. 2021 Mar; 34（2）: e14899.

2.10 外用 ivermectin 引起早期玫瑰斑惡化

前一章節2.9提到的39例病人中有5例（12.8%）治療後有局部紅斑和/或丘疹膿皰惡化的，這5例都是丘疹膿皰型玫瑰斑的病人，其中四例只接受ivermectin 1% cream（23.5%）、1例接受合併carvedilol治療（4.5%），當時無法解釋carvedilol對惡化發生率的影響機轉，直到2021年 J Zhang的研究團隊發現carvedilol抑制macrophage TLR-2 的表現，進而減少KLK-5分泌，和LL-37的表現，最終抑制玫瑰斑的發炎反應。[11] 正好可以解釋為什麼外用ivermectin合併口服carvedilol治療組的惡化發生率比單獨使用ivermectin這組的低。

惡化反應發生在開始ivermectin 治療的第1到4天，1例輕度、1例中度以及三例重度反應。其中一例沒有接受治療，另外4例在經過外用或低劑量口服類固醇兩天到兩星期的治療後，惡化反應消失。這4例病人中的兩例繼續接受ivermectin 1% cream 治療，最終反應一個是優良、一個是良好（表7）。有一例惡化病人做了膿皰切片檢查，組織病理顯示：有一個表淺的毛囊膿皰，其內含白血球以及表淺血管周圍跟毛囊周圍的淋巴組織細胞浸潤，以類固醇治療後惡化情況消失，蠕形蟎蟲密度治療前是100隻蟲/cm^2、第6天剩下26隻蟲/cm^2、第13天剩下4隻蟲/cm^2，顯示惡化反應伴隨大量蠕形蟎蟲死亡（圖53, 54）。蠕形蟎蟲密度升高的4例病人，在加入口服A酸isotretinoin 每天10-20mg 6-7週之後，蠕形蟎蟲密度降到0-10隻蟲/cm^2，其中一例病人需要加入metronidazole gel

0.75%幫忙控制蠕形蟎蟲。

外用 ivermectin曾經被報告對於輕度ETR病人有改善紅斑的效果，但是該報告並沒有評估蠕形蟎蟲的密度。[12] 外用 ivermectin減輕玫瑰斑紅斑的效果可能是經由抗發炎反應以及殺死蠕形蟎蟲的作用，死蟎蟲是Toll-like受體的重要的啟動因子。我們這一篇研究外用ivermectin或合併carvedilol導致玫瑰斑紅斑顯著改善和降低蠕形蟎蟲密度。Carvedilol能有效地改善玫瑰斑紅斑和潮紅，作用迅速而且同時讓使用的藥物能夠逐漸變少。在我們的一部分病人carvedilol有效降低外用ivermectin引起的局部惡化反應，而且讓玫瑰斑紅斑能更快更早的控制下來。

表7. Ivermectin 乳膏治療酒糟導致丘疹膿皰和/或面部紅斑惡化

	IVM（n=17）	IVM-CAR（n=22）	總計（n=39）
紅斑血管擴張型玫瑰斑	0	0	0
丘疹膿皰型玫瑰斑	4	1	5
總計	4（24%）	1（4.5%）	5（12.8%）

IVM, ivermectin 1%乳膏; IVM-CAR, ivermectin 1%乳膏合併carvedilol.

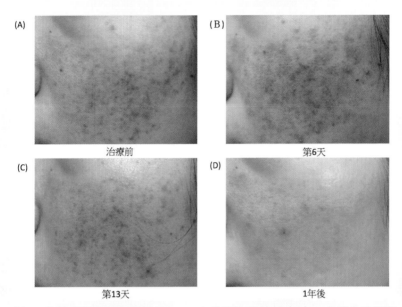

(A) 治療前

(B) 第6天

(C) 第13天

(D) 1年後

圖53. 女性玫瑰斑病人使用 ivermectin乳膏治療前前（A），在發生丘疹膿皰和紅斑惡化的現象兩天後皮膚切片（B），以類固醇治療後，惡化情況緩解（C）之後病人失去聯絡，1年後又回到門診治療（D）。蠕形蟎蟲密度治療前是100隻蟲/cm^2、第6天剩下26隻蟲/cm^2、第13天剩下4隻蟲/cm^2、1年後隻蟲40/cm^2。參考文獻：Dermatologic therapy. 2021;34（2）:e14899.。

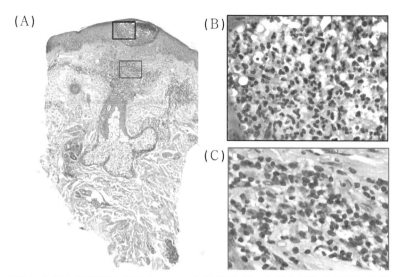

圖54. 女性玫瑰斑病人使用 ivermectin乳膏治療，在發生惡化的現象兩天後皮膚組織病理顯示：有一個表淺的毛囊膿皰、表淺血管周圍跟毛囊周圍的發炎細胞浸潤（A），膿皰內含白血球（B），血管周圍的浸潤細胞是小淋巴細胞和組織細胞（C），H&E染色，A，40 x，B，C，400x。

2.11 外用 ivermectin 引起早期玫瑰斑惡化的機轉和預防方法

Topical ivermectin 可能引起早期玫瑰斑惡化，這種惡化反應可以用類固醇治療，那麼惡化的機轉是什麼呢？有沒有可能在治療初期就用外用類固醇預防和早期終止這種惡反應反應？

這一系列研究，首先我們收錄了23位病人，包括17位玫瑰斑和6位蠕形蟎蟲病的患者，給予五個小豌豆大小的藥量約0.3公克，一天兩次外用ivermectin乳膏，採用拇指擠壓法驗蟲，記錄每週的蟎蟲密度，得到蠕形蟎蟲每週減少比例的曲線，平均減少第一週-75%（n=3），第二週-68%（n=15），第三週-78%（n=9）。

我們也發現，外用ivermectin的殺蟲效果與使用劑量有關（圖55），一天2次使用五個小豌豆的量、一天用兩個食指指節的量一次、以及兩個指節的量每天兩次比較，殺蟲效果遞增。兩個指節的量相當於一公克，，平均蟎蟲兩週減少比例分別是一天2次使用五個小豌豆的量-67%，晚上兩個指節藥量-84%，早晚兩個指節-98.5%（圖56）。雖然其他不同劑量的外用ivermectin，有不同程度的殺蟲效果，但是第一星期內都有著最關鍵大量的蠕形蟎蟲死亡。

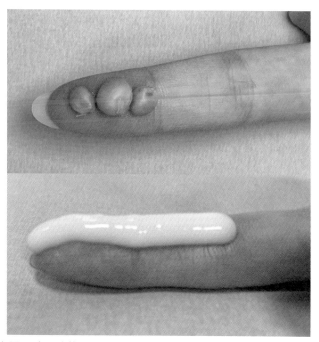

圖55. 上圖以豌豆計藥量，豌豆大小差異性頗大，下圖兩個指節的量約1g。

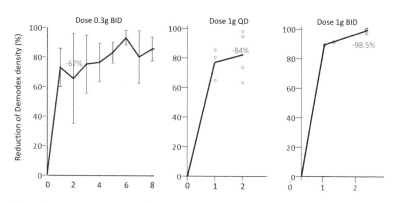

圖56. 外用ivermectin一天2次使用五個小豌豆的量（約0.3g）、一天一次用兩個指節的量（約1g）、以及一天兩次兩個指節的量（約2g）比較，殺蟲效果遞增，平均蟎蟲兩週減少比例分別是-67%，-84%，和-98.5%。

在2017年和2018年我觀察每天早晚0.3公克，每天晚上兩個食指指節，以及每天早晚各兩個指節外用 ivermectin藥量，定時用拇指擠壓法在顯微鏡下觀察蟎蟲的型態，採樣時間是8、12、24小時及第2、3、4、5、6、7天和第14天。結果顯示三種劑量都在的12小時開始才看得到死掉的蟎蟲，早晚各0.3-0.5公克觀察到小體型的蟎蟲死亡，中大體型不受影響；反觀，每晚1公克死亡的蟎蟲包括有中等體型，早晚各1公克，很多大中小體型的蟎蟲死亡（圖57）。第一個禮拜內可以觀察到一坨皮脂內有一群死去的蟎蟲（圖58，59）。一星期後僅看到零星分布的死蟲，甚至看不到死蟲的痕跡。

我們也做了螢光顯微鏡藍色濾片的檢查，3例玫瑰斑病人，治療前蠕形蟎蟲密度是247±116隻蟲/cm^2，使用1公克topical ivermectin治療7天，用拇指擠壓法檢驗觀察蟎蟲，活的蠕形蟎蟲活動性很好，其外骨骼、腳爪和內臟主要部位有自發性藍色螢光，反觀，死掉的蟎蟲失去活動性，整隻蟲體都是螢光，顯微鏡下可以看到很多地方有成群聚集的死蟲（圖59）。三個病人採樣5個檢體，一星期時死亡與存活的成蟲比率是0.08-0.91，平均數加減標準差是0.45±0.34。結果顯示治療一星期有些病人的毛囊內殘留很多死蟲沒有排出體外。

綜合以上實驗結果發現在第一週有大約70-80% 蟎蟲死亡，而且螢光顯微鏡下看到很多成群聚集的死蟲在同一毛囊內（圖60），這剛好是前一章節2.10提到的ivermectin乳膏引發玫瑰斑早期惡化的時間（圖60）。

第四部分的研究收錄178例蠕形蟎蟲密度過高的玫瑰斑病人，給予topical ivermectin兩個指節的藥量，晚上塗抹一次，同時給予弱效類固醇備用，交代病人一旦有發生新的丘疹膿皰或者局部紅斑，要立即局部塗抹類固醇，通常一個禮拜之後類固醇就派不上用場了。扣除30例失去追蹤的案例，剩下的146人中有兩例（1.4%）於第5天發生明顯的膿皰惡化需要治療，詳細追問之下，原來病人網路資訊看太多，害怕使用類固醇，剛發生1、2顆膿皰時錯過治療時機，隔1天就長了幾十顆的丘疹膿皰出來。這個惡化比例和我們以前報告的39例病人惡化發生率12.8%相比降低很多。

綜合我們一系列的研究顯示ivermectin乳膏誘發玫瑰斑早期惡化，通常發生在第一週，這個時間也剛好是有將近75%蟎蟲死亡，而且螢光顯微鏡下看到很多成群聚集的死蟲在同一毛囊內，死掉的蟎蟲外骨骼幾丁質和體內的細菌以及代謝廢物會溶解出來，幾丁質已知會誘發角質細胞的Toll-like受體的表現，進而引起先天免疫反應，[13] 體內的細菌和代謝廢物可以引起免疫細胞分化和白血球趨化反應，[14,15] 而這些先天與後天免疫反應可以藉由及早使用外用弱效類固醇來預防和治療（圖61）。這篇研究報告由黃輝鵬醫師、許釗凱副教授和李玉雲教授共同發表在Dermatol Ther. 2022 Jul;35（7）:e15517。[16]

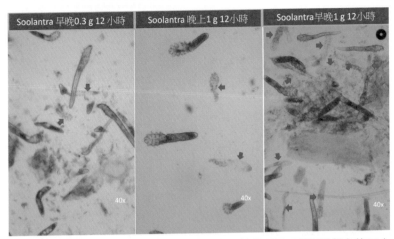

圖57. Ivermectin 1%乳膏的抗蠕形蟎蟲反應，結果顯示三種劑量都在的12小時開始才看得到死掉的蟎蟲，早晚各0.3-0.5公克觀察到小體型的蟎蟲死亡，中大體型不受影響；反觀，每晚1公克死亡的蟎蟲包括有中等體型，早晚各1公克，很多大、中、小體型的蟎蟲死亡。

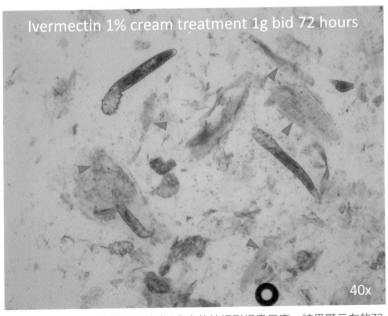

圖58. Ivermectin 1%乳膏早晚各1公克的抗蠕形蟎蟲反應，結果顯示在的72小時很多大體型的蟎蟲死亡。

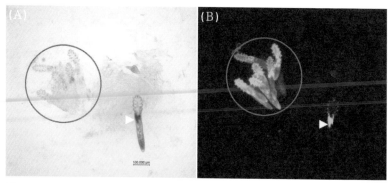

圖59. Ivermectin 1%乳膏的抗蠕形蟎蟲反應，拇指擠壓法採得的蠕形蟎蟲，普通光學顯微鏡下活的成蟲活動力好體形完整（A黃色箭頭），死掉的成蟲失去活動性，蟲體溶解形態不完整（A），螢光顯微鏡使用藍色濾鏡觀察，活的蠕形蟎蟲活動性很好，其外骨骼、腳爪和內臟主要部位有自發性藍色螢光（A黃色箭頭），死掉的蟎蟲失去活動性，整隻蟲體都是螢光（B），可以看到成群聚集的死蟲（紅色圓圈）。參考文獻：Dermatol Ther. 2022 Jul;35（7）:e15517

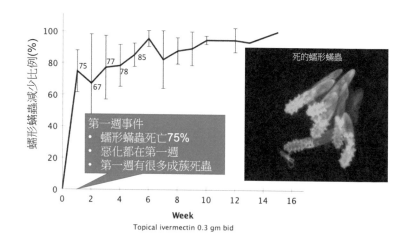

圖60. Ivermectin 1%乳膏的抗蠕形蟎蟲反應，我們一系列的研究顯示ivermectin乳膏誘發玫瑰斑早期惡化，通常發生在第一週，這個時間也剛好是有將近75% 蟎蟲死亡，而且螢光顯微鏡下看到很多成群聚集的死蟲在同一毛囊內。參考文獻：出處Dermatol Ther. 2022 Jul;35（7）:e15517

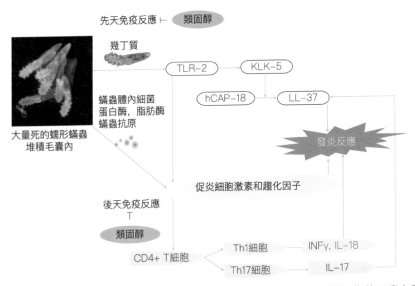

圖61. Ivermectin 1%乳膏的導致早期惡化的可能幾轉。很多成群聚集的死蟲在同一毛囊內，死掉的蟎蟲外骨骼幾丁質和體內的細菌以及代謝廢物會溶解出來，幾丁質已知會誘發角質細胞的Toll-like受體的表現，進而引起先天免疫反應，體內的細菌和代謝廢物可以引起免疫細胞分化和白血球趨化反應，而這些先天與後天免疫反應可以藉由及早使用外用弱效類固醇來預防和治療。

2.12 外用 ivermectin的蠕形蟎蟲抗藥性

　　外用 ivermectin治療蠕形蟎蟲下降不如預期或者不降反升，有可能是使用的藥量太少，沒有按時塗抹藥物，或者有抗藥性。有一位年輕女性長期使用口服A酸（isotretinoin）治療玫瑰斑丘疹膿皰，每次要停止A酸都遭遇到丘疹膿皰復發的現象，我們收治這個病人時，檢驗臉上的蠕形蟎蟲密度是41隻蟲/cm^2，於是開始外用 ivermectin治療，3週後丘疹膿皰減少，蟎蟲密度有降到31隻蟲/cm^2，但是在第五週丘疹膿和蟎蟲密度反而增加，在第七週重新加入口服A酸。

　　每天20毫克，第12週時丘疹膿皰完全不見，蠕形蟎蟲密度為零隻蟲/cm^2，前後持續治療6個月總算可以把口服A酸減少到每5天10毫克的劑量（圖62），截稿前電話追蹤得知患者已停止用藥維持無症狀。

　　口服A酸抑制皮脂腺的分泌，我們另一位臨床個案定期蟎蟲檢查發現，經過外用ivermectin 30公克和外用permethrin 30公克治療後，蠕形蟎蟲身體大小並沒有改變，反之，口服A酸每天10mg連續使用3週，蠕形蟎蟲的體型變小，身體長度減少29%（圖63）。我們也在其他4位接受口服A酸治療的病人檢查到的蠕形蟎蟲體型小於平均值，這些人接受口服A酸治療，累計分別是每天10毫克4週，每天10毫克10週，每天20毫克10週，以及每3天20毫克4個月，推測可能是蟎蟲幼蟲時期營養來源皮脂被抑制減少，導致發育不良。因此臨床上我們常用口服A酸輔助外用 ivermectin治療蠕形蟎蟲下降速度不如預期的病人。外用百滅靈permethrin和外用

metronidazole對某些病人也有幫忙蟎蟲抗藥性。也有個案蠕形蟎蟲密度從500隻蟲/cm2降到119/cm^2，之後再怎麼努力都沒有辦法進一步讓蟎蟲降低。值得安慰的是到目前為止還沒有發現蠕形蟎蟲曾經外用 ivermectin治療有效轉變成抗藥性的案例。

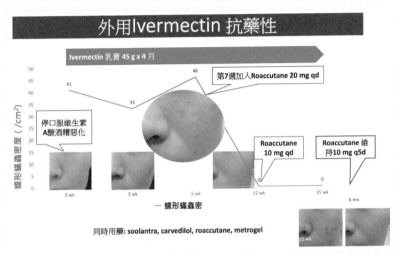

圖62. 蠕形蟎蟲抗藥性，一位年輕女性有玫瑰斑丘疹膿皰長期使用口服A酸治療，每次停藥丘疹膿皰復發，拇指擠壓法驗蠕形蟎蟲密度是41隻蟲/cm^2，於是開始外用 ivermectin治療，3週後丘疹膿皰減少，蟎蟲密度降到31隻蟲/cm^2，但是在第五週丘疹膿皰和蟎蟲密度反而增加，在第七週病人自行重新加入口服A酸每天20毫克，第12週回診時丘疹膿皰已完全不見，蟎蟲零檢出，前後持續治療6個月總算可以把口服A酸減少到每5天10毫克的劑量。

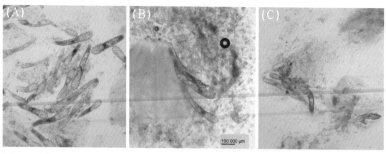

圖63. 口服isotretinoin對蠕形蟎蟲的影響。（A）治療前，蠕形蟎蟲密度為574 蟲/cm² （B）經過外用ivermectin 30公克和外用permethrin 30公克治療7週後，只剩下體型大的蟎蟲，體型小的消失殆盡，蟎蟲密度為7長蟲+12短蟲/cm²，（C）每天isotretinoin 10mg 連續使用3週，蟎蟲的體型變小，身體長度減少29%。

2.13 蠕形蟎蟲病有季節差異嗎？

　　黃輝鵬皮膚科診所統計2019年1月到2021年12月三年使外用 ivermectin案例，每個案例在一個療程只計算就醫第一次的時間，結果顯示沒有明顯著季節差異，不過1月和7月，病人稍微多一點，夏天熱浪後接著下雨，常常會有比較多病人就醫（圖64）。

蠕形蟎蟲病的季節分佈

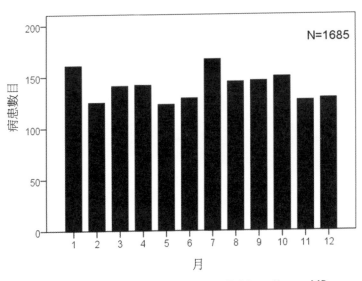

Hui Peng Huang, MD

圖64. 三年1685個使用外用 ivermectin案例的月分布，顯示沒有明顯著季節差異，不過1月和7月，病人稍微多一點。

2.14 雷射治療後臉上出現小膿皰和蠕形蟎蟲有關係嗎？

　　有些病人在做淨膚雷射（Q-switch laser toning）和皮秒雷射回春治療之後，出現小膿皰，以針挑膿皰法檢驗，其中有一部分蠕形蟎蟲超標（圖65），也有一小部分蠕形蟎蟲數量正常（圖66）。因此在做全臉雷射之前，應該先篩選是否有蠕形蟎蟲密度過高的現象，蟎蟲過高的個案可以先用外用 ivermectin 先降低蟎蟲數量再做雷射比較安全。萬一雷射術後出現蠕形蟎蟲相關的膿皰，可以先給弱效外用類固醇，和同時給予外用 ivermectin 治療。

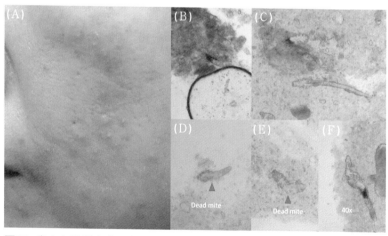

圖65. 病人在接受皮秒雷射回春治療之後，隔天出現小膿皰，以針挑膿皰法檢驗，採5個膿皰驗出6隻蠕形蟎蟲，其中有兩隻是死掉的蟲。可能是雷射導致蟎蟲死掉，繼而引起毛囊發炎反應。

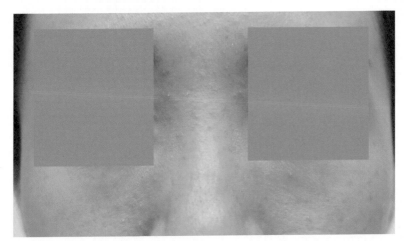

圖66. 病人在兩度在接受Nd:YAG雷射回春治療之後，隔天出現小膿皰，以針挑膿皰法檢驗，採5個膿皰驗出0隻蠕形蟎蟲，可能是雷射導致刺激性毛囊炎。

2.15 眼睛的蠕形蟎蟲病

　　早期皮膚科醫師看到眼睛玫瑰斑和眼睛蠕形蟎蟲病，通常不太容易理解，甚至選擇跳過這個章節，2019年我們決定挑戰這個主題，在皮膚科醫學會會議發表眼睛蠕形蟎蟲病18個案例的臨床報告，在眼睛，毛囊蠕形蟎蟲寄生在睫毛毛囊，短蠕形蟎蟲寄生在瞼板腺。文獻報告的眼睛蠕形蟎蟲感染表現包括病態專一的（pathognomonic）圓柱狀皮屑（cylindrical dandruff）和非特徵性油性結痂（non-characteristic greasy scales），[17] 圓柱狀皮屑指的是位於睫毛根部以柱狀包覆的痂屑。癢感是眼睛蟎蟲病最顯著有關的症狀。[18] 在一份回顧性研究，844位丘疹膿皰和蠕形蟎蟲病患者，21%有侵犯眼睛，18%眼瞼長蠕形蟎蟲。[19] 我們報告的18例病人男女各9位，年齡29到64歲，外加一個1歲9個月，平均是47.7±11.8歲，有14例合併臉上玫瑰斑，其中紅斑血管擴張型玫瑰斑5例，丘疹膿皰型玫瑰斑9例，脂漏性皮膚炎3例，類固醇引起的皮膚炎2例，毛囊糠疹1例，臉部皮膚正常2例。檢驗的方法是拔睫毛，眼睛的臨床表現11例是前眼瞼炎包括10例蜂蜜樣的結痂（圖67），和一例眼瞼紅斑；12個案例有針眼（圖68），拔睫毛檢驗結果1-4根睫毛驗出1-28隻蠕形蟎蟲不等。有一個案例從一個針眼擠出兩隻短蠕形蟎蟲。治療結果前眼瞼炎對外用 ivermectin和含茶樹精油的清潔液有很好的反應，一到兩星期就看不到蠕形蟎蟲。反之針眼的病人需要比較長的治療時間，通常超過一個月，熱敷和按摩通常是需要。12例針眼病人當中有3例臉上的短蠕形蟎蟲密度偏高，有1例是小孩子反覆性針眼。

　　外用ivermectin抹在眼瞼的方式如下：以小棉棒沾取一次兩個芝麻粒大小的藥物劑量，塗抹在下眼皮睫毛最下排邊緣（圖69），一天一次在就寢前塗抹，起床時第一件事就是把睫毛清洗乾淨，上眼瞼不用塗抹藥物，因爲閉眼睡覺時藥物會自動沾染到上眼瞼，要注意的是，下眼瞼睫毛幾乎掉光的病人用這個方法可能會引起眼睛刺激。

　　皮膚科醫師在眼睛蠕形蟎蟲病應該扮演什麼樣的角色呢？我認爲應該要具備診斷玫瑰斑病人是否有眼蠕形蟎蟲病的能力。圓柱狀皮屑是特徵，非特徵性油性結痂和針眼要高度懷疑，眼睛癢和眼睛乾也是重要的症狀，檢驗方式主要是拔睫毛，拔睫毛前可以先輕觸毛根，受到驚嚇的蠕形蟎蟲會緊緊抱著毛根，蟎蟲拔睫毛動作要緩慢，甚至可以中間停頓一下，切忌動作太快。除了藥物治療、熱敷按摩之外，眼睛的清潔也是非常重要的，可以用一點點洗髮精搓揉成泡沫清潔眼瞼，之後再用清水洗乾淨。

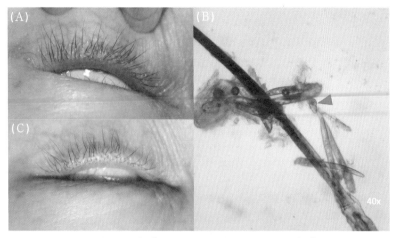

圖67. 眼睛蠕形蟎蟲病，（A）前眼瞼炎蜂蜜樣的結痂，（B）拔睫毛檢驗結
果1根睫毛驗出12隻蟎蟲，4根毛總共16隻蟎蟲，藍色箭頭指向蟲卵。（C）
外用ivermectin治療一星期後蜂蜜樣的結痂消失，驗不到蠕形蟎蟲。

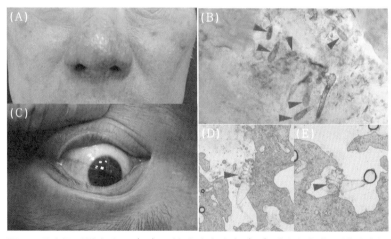

圖68. 眼睛蠕形蟎蟲病，（A）男性玫瑰斑患者（B）臉上拇指指壓法驗出蠕
形蟎蟲每平方公分171隻，絕大部分是短蠕形蟎蟲（紅色箭頭），（C）左
下眼瞼有針眼，（D，E）擠壓瞼板腺的內容物，檢驗找到2隻短蠕形蟎蟲
（紅色箭頭），錐狀尾巴是特徵。

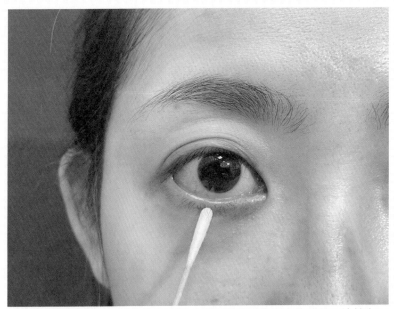

圖69. 外用ivermectin以小棉棒沾取一次兩個芝麻粒大小的劑量，塗抹在下眼皮睫毛最下排邊緣，一天一次在就寢前塗抹，起床時第一件事就是把睫毛清洗乾淨，上眼瞼不用塗抹藥物，因爲閉眼睡覺時藥物會自動沾染到上眼瞼。

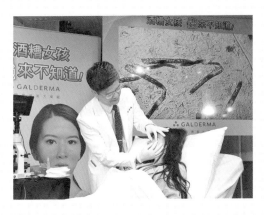

圖70. 醫師黃輝鵬研究蠕形蟎蟲多年，是台灣正視蠕形蟎蟲危害酒糟的第一人，更被患者稱爲「抓蟲神手」，黃醫師現場爲紅臉網美抓蟲，從臉上採樣毛囊內容物透過顯微鏡就能看到存活在毛孔裡一隻隻蠕動中的蠕形蟎蟲。
原文網址：https://www.niusnews.com/=P32wkw04 © 妞新聞 www.niusnews.com

2.16 皮膚鏡可以看到蠕形蟎蟲，是真的嗎？

背景：2010年Segal醫師等人首次發表使用偏光皮膚鏡當診斷蠕形蟎蟲病的工具，他們發表72位臉部皮疹的病人經過臨床、顯微鏡及皮膚鏡檢查，55人發現有蠕形蟎蟲病，在54例患者的皮膚鏡檢查得到由蠕形蟎尾巴（*Demodex* tail）和蠕形蟎毛囊開口（*Demodex* follicular opening）組成的特定影像。顯微鏡檢查刮皮膚組織顯示52例有蠕形蟎蟲，他們他們的結論是，皮膚鏡檢查結果與顯微鏡檢查結果非常一致（kappa value 0.86, 95% CI 0.72–0.99, P < 0.001）。[20]這篇文章提到蠕形蟎蟲病的皮膚鏡影像計有 *Demodex* tails, *Demodex* follicular openings and follicular scales 和 full-size *Demodex* mite三種影像（圖71）。[20] Friedman 醫師等人也報告一例蠕形蟎蟲病，皮膚鏡表現有 *Demodex* tails, *Demodex* follicular openings 兩項特徵（圖72）。[21]

(A)

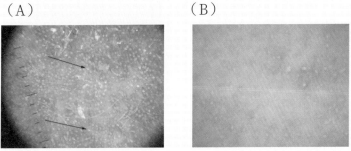

Demodex tails

(B)

Demodex follicular openings
and follicular scales.

(C)

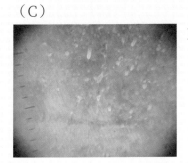

Full-size *Demodex* mite

圖71. Segal醫師等人發表蠕形蟎蟲病的皮膚鏡影，(A) *Demodex* tails, (B) *Demodex* follicular openings 和follicular scales，和(C) full-size *Demodex* mite三種影像。參考文獻：Int J Dermatol. 2010 Sep; 49 (9) :1018-23.

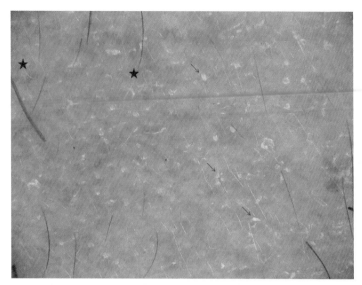

圖72. Friedman醫師等人發表蠕形蟎蟲病的皮膚鏡影 *Demodex* "tails"（箭頭），*Demodex* "follicular openings"（星號）。參考文獻：Friedman et al. "Usefulness of dermoscopy in the diagnosis and monitoring treatment of demodicidosis." *Dermatology practical & conceptual* vol. 7,1 35-38. 31 Jan. 2017, doi:10.5826/dpc.0701a06

就我的認知，蠕形蟎蟲尾巴的直徑遠比毛孔直徑小很多，於是進行以下的研究。

目的：驗證Segal醫師和Friedman 醫師們刊登的蠕形蟎蟲病（demodicosis）皮膚照鏡照片和他們的文字描述是否恰當。

方法：臨床毛孔粗大有毛囊內阻塞物懷疑是蠕形蟎蟲病患者，我們用皮膚鏡（Heine NC2）觀察皮膚，之後以標準化皮表切片和拇指擠壓法採樣驗蟲，再用皮膚鏡觀察採集的蠕形蟎蟲和照相，在電腦調整比例尺尺寸和Segal醫師和Friedman 醫師們的照片[20,21]對照比較。

結果：標準化皮表切片取得臉上細毛和蠕形蟎蟲的影像，發現毛囊蠕形蟎蟲尾巴末端的直徑大約與毛髮直徑相當（圖73）。把拇指擠壓法取得的玻片上蠕形蟎蟲用皮膚鏡照相，和皮膚鏡毛囊阻塞物的影像比對尺寸大小，擴大的毛孔內有一團毛囊阻塞物，這一團毛囊阻塞物內與毛髮直徑一致的白色小點才是蠕形蟎蟲的尾巴末端（圖74）。Segal醫師們描述的 *Demodex* tails和full-size *Demodex* mite, 與採樣於玻片上的蠕形蟎蟲尾巴與蟲體兩者尺寸上有著很明顯差異（圖75, 76）。Segal醫師提的 *Demodex* tail應該是follicular scale，*Demodex* follicular opening and sales 應該是large pore with follicular plugs，至於full-size *Demodex* mite應該是比較大號的follicular scale（表8）。

討論：皮膚鏡放大倍數只有6-10倍，直接觀察頂多看到擴大的毛孔和毛孔內一團細小的白色阻塞物（follicular plugs）或毛囊皮屑（follicular scale），皮膚鏡接iphone照相在電腦放大後，幸運的話，可以看到這團阻塞物內更細的白色小點，這白色小點才是真正蠕形蟎蟲的尾巴末端，但是皮膚鏡要看到這樣很不容易。Segal醫師和Friedman 醫師們發表的蠕形蟎蟲病影皮膚鏡圖譜考慮蠕形蟎蟲病是合理的，不過，他們描述圖譜的名稱不是很貼切，何況，這些圖譜也不是蠕形蟎蟲病專有的表現，在非蠕形蟎蟲的狀況也很常見，其他發炎性臉部疾病，譬如青春痘、口周皮膚炎、顏面癬、酒糟、和脂漏性皮膚炎也報告過有類似的表現。[22] 我們的皮脂管絲（sebaceous filament）案例有類似的皮膚鏡影像，但是沒有蠕形蟎蟲只有皮脂物質（圖77）。

結論：皮膚鏡上看到大大的毛孔開口和毛囊內阻塞物或毛囊皮屑可以懷疑有蠕形蟎蟲病，用皮膚鏡要看到蠕形蟎蟲蟲體和尾巴不是那麼容易而且耗時，可遇不可求。皮膚鏡看到 follicular scale 和 large pore with follicular plugs 要考慮蠕形蟎蟲病，也要注意與其他疾病鑑別診斷。

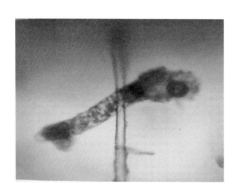

圖73. 用快乾膠貼皮法取得臉上細毛和蠕形蟎蟲的影像，蟎蟲尾巴末端直徑大約與毛髮直徑相當。

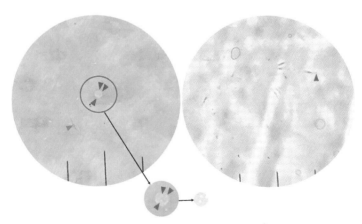

圖74. 左圖皮膚鏡，左上圖有許多棕色擴大的毛孔，毛孔內有白點阻塞物，紅色箭頭指白色阻塞物內三個更小的白點其直徑與毛髮（藍色箭頭）和右圖玻片上的蠕形蟎蟲的尾巴（橘色箭頭）直徑相當，有可能是蠕形蟎蟲的尾巴。下圖是白點阻塞物的放大圖及其模擬圖。

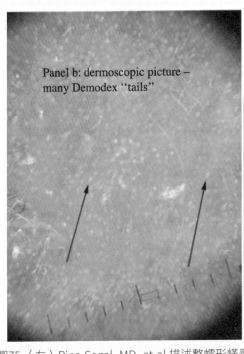

Panel b: dermoscopic picture –
many Demodex "tails"

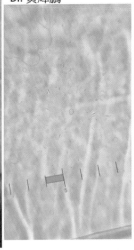

Demodex on slide/
Dr. 黃輝鵬

圖75.（左）Rina Segal, MD, et al.描述整蠕形蟎蟲尾巴（*Demodex* tail），（右）用拇指指壓法收集到的毛囊蠕形蟎蟲（D. folliculorum）抹在玻片上照相，校正尺標後，右圖玻片上實際蟎蟲尾巴的大小尺寸明顯小於左圖的白點，因此該論文描述的整隻蟎蟲應該是毛囊內的阻塞物（follicular plugs）比較合理。參考文獻：Dermoscopy as a diagnostic tool in demodicidosis, Int J Dermatol. 2010 Sep;49（9）:1018-23.

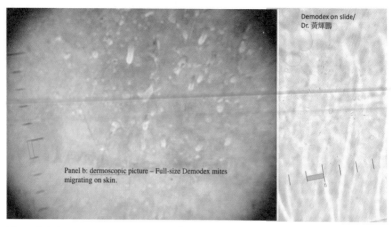

Demodex on slide/
Dr. 黃輝鵬

Panel b: dermoscopic picture – Full-size Demodex mites migrating on skin.

圖76.（左）Rina Segal, MD, et al.描述整隻蠕形蟎蟲在皮膚上移動（Full-size *Demodex* mites migrating on skin），（右）用拇指指壓法收集到的毛囊蠕形蟎蟲（D. folliculorum）抹在玻片上照相，校正尺標後，右圖玻片上實際蟎蟲的大小尺寸明顯小於左圖的白點，因此該論文描述的整隻蟎蟲應該是凸起的毛囊皮屑（follicular scales）比較合理。參考文獻：Dermoscopy as a diagnostic tool in demodicidosis, Int J Dermatol. 2010 Sep;49（9）:1018-23.

表8. 蠕形蟎蟲病的皮膚鏡檢查結果相同影像的描述對照

Segal 等作者	黃輝鵬醫師
Demodex tails	Follicular scales
Demodex follicular openings and scales	Large hair pores and follicular plugs
Full-size *Demodex* mite	Follicular scales

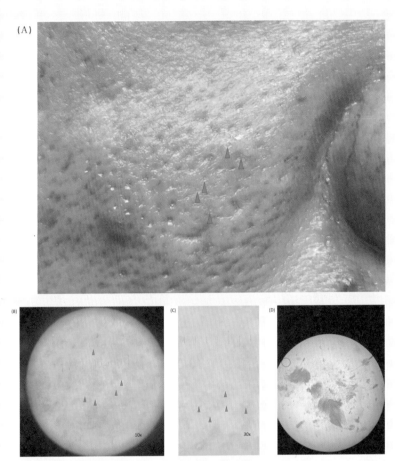

圖77. 皮脂管絲（sebaceous filament）。（A）擴大的毛孔內有白色阻塞物（藍色箭頭），（B，C）皮膚鏡觀察到Segal醫師等人描述蠕形蟎蟲毛囊開口和毛囊皮屑（藍色箭頭，*Demodex* follicular openings and follicular scales），（D）以拇指擠壓法採樣，顯微鏡下可能只是皮脂物質沒有蟎蟲。

2.17 毛孔粗大是蠕形蟎蟲作祟嗎？

很多專家在提毛孔粗大時，經常和青春痘疤痕考慮在一起，如果純粹只考慮毛孔粗大，大致可以分為蟎蟲、皮脂、痘疤、和鬆弛四大原因。

1. 蠕形蟎蟲過度增加，毛孔撐爆了

在前面章節我們提到蠕形蟎蟲病的非丘疹膿皰型表現，與毛孔有關的有：毛孔粗大呈現咖啡色變化，或者像橘子皮一般的外觀，也可以毛孔粗大加上毛孔內有細白的阻塞物，這些阻塞物就是皮脂、角質和蠕形蟎蟲組合而成（圖12）。

2. 皮脂腺分泌旺，皮脂堆積成固態的「皮脂管絲」把毛孔撐大，

3. 青春痘發炎後纖維化（痘疤），

4. 皮膚鬆弛下垂，膠原蛋白流失，毛孔看起來變大了。

毛孔粗大必須仔細辨別原因，根據病因機轉治療，才能達到長治久安的效果。拇指擠壓法是一種很好的檢驗毛孔粗大原因的方法，蟎蟲和毛囊內固態皮脂的狀況可以在顯微鏡下一目了然（圖78），蠕形蟎蟲過多必須靠殺蟲藥物解決（圖79），皮脂分泌旺盛，口服A酸是目前有效穩定的方法，其他標榜控油的方式比如換膚是改善角化異常，讓皮脂和角質滯留在毛孔的機會減少；外用控油保養品比較多的作用是吸附油脂讓臉不要泛油光。皮膚老化鬆弛可以用一些醫學美容的儀器和治療改善。如果沒有判斷蠕形蟎蟲過多與否，貿然施打雷射回春縮小毛孔，有可能導致術後起膿皰發炎。情況如同我們圖65、66的案例一般。

毛孔粗大的診斷和治療流程

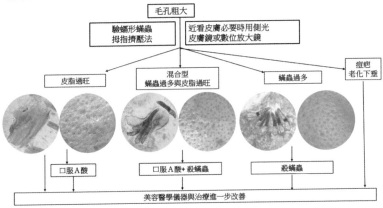

圖78. 毛孔粗大的診斷和治療流程

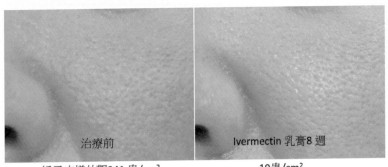

治療前　　　　　　　　　　Ivermectin 乳膏8 週

橘子皮樣外觀341 蟲/cm²　　　　　　19蟲/cm²

圖79. 蠕形蟎蟲過度增生導致毛孔粗大像橘子皮外觀，治療後毛孔明顯縮
小，皮膚變平整。

2.18 脈衝染料雷射治療玫瑰斑紅斑回顧性評估

有些文獻提到脈衝染料雷射和脈衝光可以用來治療玫瑰斑紅斑，[23-26] 我們回顧性收錄2017年11月到2019年11月總共45例玫瑰斑病人，16例是丘疹膿皰型，29例是紅斑血管擴張型，累計治療次數是118次。病人年齡從22歲到73歲，平均年齡是44.7±11.5歲，疾病歷史兩個月到三十年，平均5.6±7.4年，所有病人都接受脈衝染料雷射585 nm，治療次數2到10次，治療間隔一個月至1年，其中有8例另外接受585nm和1064nm雙波長（MultiPlex™）治療，累計次數總共16次。治療參數是 585 nm, 12 mm, 4 j/cm^2, 0.5ms；雙波長 585nm, 7mm, 7-8 j/cm^2, 6ms, 1064mm, 60j/cm^2, 10ms, short delay（50-100ms）。臉上紅斑的臨床醫師紅斑評估（CEA）分成0-4五級，丘疹膿皰以研究者綜合評估指數（IGA scale）分成0-4五級。我們定義穩定狀態（stable state）為臨床醫師紅斑評估級數 ≤2 or 研究者綜合評估指數 ≤2, 以及低蠕形蟎蟲密度，治療有效（effective）是指臉上紅斑減輕維持超過兩個星期，治療惡化（flare）是指臉上紅斑加重超過兩天，或者出現更多丘疹膿皰。所有病人都接受標準流程評估與治療（圖80），脈衝染料治療後有些病人接受prednisolone 5mg tid，並觀察是否能夠預防雷射術後惡化。

結果：118次治療87次有效（74%），4次惡化（3.4%），45位病人治療34位有效（76%），3位惡化

（6.7%）。以治療次數計算，在穩定狀態有84%有效，不穩定狀態只有其一半，43%有效。治療後惡化的在穩定狀態占1.1%，不穩定狀態10%，是10倍之多（圖81，表8）。有一例前幾次治療效果很好的病人突然在同樣參數治療後嚴重惡化，惡化以後一年沒有好轉回到治療前的情況。

討論：脈衝染料雷射產生可見光波長 585 or 595 nm，波寬0.45–40 毫秒，選擇性光熱效應作用在紅血球，紅血球吸熱之後傳導給微血管引起凝固或收縮，真皮層膠原蛋白增生。根據一篇32個玫瑰斑病人接受脈衝染料雷射治療的組織病理免疫反應研究顯示：在單次，產生紫斑的脈衝染料雷射治療後，所有病人臉上紅斑都減輕，神經纖維密度和substance P 免疫反應陽性的神經纖維顯著減少，而與CGRP陽性的神經纖維和VIP陽性的神經纖維沒有顯著差異。[27]熱刺激會惡化玫瑰斑，我們懷疑脈衝染料雷射後紅斑惡化可能和熱刺激有關。

總結，脈衝染料對大部分的穩定期玫瑰斑病人有效（圖82），但是仍然需要注意少數病人在治療後嚴重惡化，甚至惡化以後沒有好轉回到治療前的情況，這是脈衝染料雷射在治療上的最大的限制。

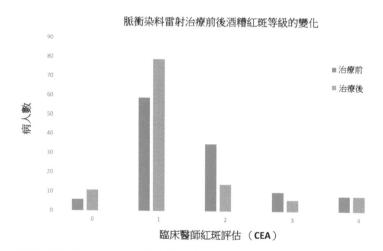

Rosacea
1. Determine the triggers (History, TSM, check flushing)
2. Evaluate present and past treatment regimens (esp, steroids)
4. Concomitant skin conditions (Seborrheic dermatitis, steroid dermatitis, contact dermatitis...)

High Demodex density
1. Topical ivermectin 1g at night, moisturized in the morning
2. Clobetasol butyrate qd for existed papules/pustules or for ivermectin-induced-flare in the 1st week.
3. Carvedilol 6.25mg bid for Patient with normal BP and without asthma. Propranolol 10mg bid for patient with anxiety. (Test dose at bed time)
4. Methycobalamin 500ug tid for patients with burning or contraindicated to beta-blocker.
5. Pulsed dye laser for CEA≦2 with minimal or no pustules and low mite count (s/p more than 1 month soolantra)
6. Adding isotretinoin for the patients with parasite resistance or clinical resistance
7. Botulinum toxin A may be useful to ETR with extreme burning erythema

Low Demodex density
1. Phenotype-led treatment
2. Metronidazole gel or azelaic acid for mild PP
3. Roaccutane 10-20mg qd for moderate to severe PP
4. Anxiolytics or antidepressants if needed
5. Carvedilol 6.25mg bid for Patient with normal BP and without asthma. Propranolol 10mg bid for patient with anxiety.
6. Methycobalamin 500ug tid for patients with burning or contraindicated to beta-blocker.
7. Pulsed dye laser for CEA ≦ 2
8. Botulinum toxin A may be useful to ETR with extreme burning erythema

圖80. 接受脈衝染料治療的玫瑰斑病人評估和治療的標準流程

脈衝染料雷射治療前後酒糟紅斑等級的變化

圖81. 玫瑰斑病人接受脈衝染料治療前後的臨床醫師紅斑評估級數（CEA）變化，藍色方塊是治療前，橘色方塊是治療後，治療後紅斑改善，CEA小於等於1的案例增加。

表9. 脈衝染料雷射治療酒糟紅斑

	治療次數（n=118） 有效比例/惡化比例	病人數（n=45） 有效比例/惡化比例
全部病人	87（74%）/ 4（3.4%）	34（76%）/ 3（6.7%）
穩定狀態 （n=88）	77（84%）*/ 1（1.1%）**	
未穩定狀態 （n=30）	13（43%）*/ 3（10%）**	
術後口服類固醇***		
是（n=57）	45（79%）****/ 3（5%）*****	
否（n=61）	42（69%）****/ 1（3%）*****	

* p=0.000；**，p=0.020；***，Baseline erythema（p=0.002）；****,p=0.216；*****，p=0.216.

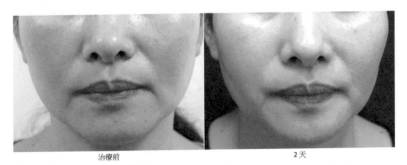

治療前　　　　　　　　　2天

圖82. 玫瑰斑病人接受脈衝染料治療前與2天後比較。

2.19 熱刺激和情緒壓力誘發的玫瑰斑神經血管反應

　　玫瑰斑有很多致病因子，其中引起免疫反應的蠕形蟎蟲，已經發展出很好的治療模式，可以把蠕形蟎蟲這一條路徑導致的玫瑰斑丘疹膿皰和紅斑有效的控制和減輕。[7,10,16]

　　在神經血管反應方面主要的路徑有熱刺激和情緒壓力，在玫瑰斑方面的文獻，熱刺激主要著墨於活化TRPV1（transient receptor potential family），導致釋放出血管活性胜肽，進而出現血管擴張以及刺激下游的mast cell、macrophages、neutrophils的活化，造成後續的發炎反應。[28] 然而，1995年Kellogg 研究皮膚主動血管擴張反應（cutaneous active vasodilation），根據反應機轉，熱刺激可以分成全身性熱刺激和局部熱刺激，全身性熱刺激活化交感神經乙醯膽鹼分支，釋放乙醯膽鹼和某種cotransmitter，讓皮膚細動脈擴張，這個cotransmitter仍未確定是否vasoactive intestinal peptide（VIP），而且該實驗也證實乙醯膽鹼只扮演一小部份擴張皮膚細動脈的角色。注射肉毒桿菌毒素可以阻斷交感神經乙醯膽鹼分支的血管擴張反應。[29] 2017年Yamazaki的文章提到皮膚交感神經血管擴張還牽涉到NO（nNOS）, SP, VIP, PACAP, histamine, Prostaglandin這些物質，[30] 我們給玫瑰斑患者hydoxocobalamin結合一氧化氮，發現算術測試引起的潮紅比治療前減弱很多，間接證實NO確實扮演一部分角色。正常皮膚在局部加熱到 42°C以下時血流量自發性增加引起皮膚血管擴張兩階段反應，加熱到43℃以上會變成傷害性的刺激造成痛感。非傷害性局部加熱後有毛皮膚血流的初始增加伴隨著感覺神經反射，亦即傳入C纖維（afferent C fiber）的活化，從感覺神經末梢逆向釋放substance p和CGRP導致血管擴張。此外隨後加熱區附近的腎上腺素交感神經末梢釋放neuropeptide Y導致血流一過性減少，隨後血流量逐漸增加達到高原，一個穩定狀態，這個延長性血管擴（prolonged vasodilation）張跟一氧化氮的產生有關。[30-32] 另外一篇臉部皮膚交感神經活性（skin sympathetic activity）的研究顯示，全身熱刺激和心理、生理壓力狀態下玫瑰斑的病人皮膚交感神經活性比正常人活躍，非傷害性局部熱刺激（37℃）引起的感覺神經軸突血性管擴張玫瑰斑和正常人反應一樣，至於傷害性局部熱刺激的皮膚血流增加，在丘疹膿皰性玫瑰斑（PPR）患者的病灶比正常皮膚明顯，但是紅斑血管擴張型玫瑰斑（ETR）患者沒有明顯差異。[33]

綜合以上研究結果，我們把熱刺激、壓力、交感神經活性、感覺神經、與一氧化氮的關係用模式圖（圖84）來闡述熱刺激以及心理壓力與身體壓力對皮膚血流的影響和幾轉。全身性熱刺激和壓力（身體壓力或心理壓力）活化皮膚交感神經，引起皮膚小動脈（arteriole）血管擴張。當熱刺激屬於局部加熱，開始時活化感覺神經逆行性傳導釋放血管活性胜肽、引起血管擴張，當溫度持續加熱到42℃出現延長性血管擴張，過程與一氧化氮（NO）有關。

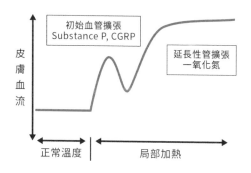

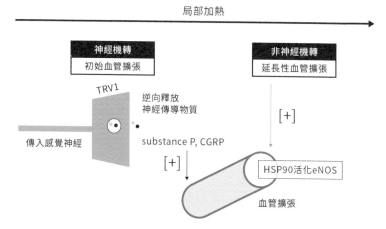

圖83. 局部熱刺激的血管擴張機轉。局部非傷性害熱刺激（<42°C）會引起皮膚血管擴張兩階段反應，第一個高峰是透過活化感覺神經的TRPV1，然後經由軸突逆向傳導釋放血管活性物質例如substance P和CGRP，當溫度持續上升會有第二個延長性的血管擴張高原，這是由一氧化氮媒介，而一氧化氮至少有一部分是heat shock蛋白活化血管內皮一氧化氮合成酶而產生。參考文獻：（modified from 1.In vivo mechanisms of cutaneous vasodilation and vasoconstriction in humans during thermoregulatory challenges. *Journal of applied physiology*（*Bethesda, Md : 1985*）. 2006;100（5）:1709-1718. 2.Exercise training and cutaneous vasodilator function. *Japanese Journal of Physical Fitness and Sports Medicine*. 2017;66:185-193.）

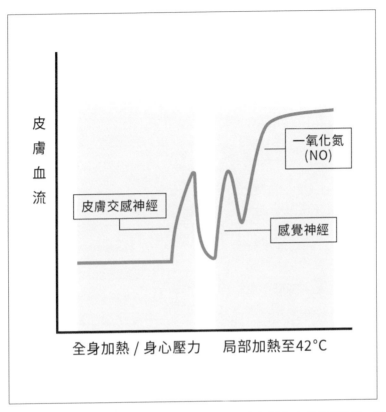

圖84. 全身性熱刺激和壓力（身體壓力或心理壓力）活化皮膚交感神經，引起皮膚小動脈血管擴張。局部非傷害熱刺激會引起皮膚血管擴張兩階段反應，第一個高峰是透過活化感覺神經的TRPV1 ，然後經由軸突逆向傳導釋放血管活性物質例如substance P和 CGRP，之後血流一過性減少，隨後血流量逐漸增加達到高原（plateau），一個穩定狀態，這個延長性血管擴張（prolonged vasodilation）跟一氧化氮的產生有關。

2.20 一氧化氮在玫瑰斑扮演的角色

一氧化氮在玫瑰斑的角色有幾篇文章討論，Moura與其研究團隊發現：28個臨床和病理診斷為玫瑰斑的病人，皮膚切片免疫組織化學反應顯示其誘導型一氧化氮合成酶的表現比正常人高。[34] 一氧化氮合成酶（NOS）有三種，神經型、血管內皮型、和誘導型，維生素B12可以抑制三種NOS，其中羥鈷胺（hydroxocobalamin）對三種NOS有很強的抑制作用，[35] 此外，羥鈷胺分子的Cb（II）會被NO氧化成Cb（III），Cb（III）進一步和NO共價鍵形成配合體（ligand）。[36]

基於玫瑰斑臉上皮膚的誘導型一氧化氮合成酶（iNOS）高於正常人，理論上在一氧化氮在玫瑰斑的持續性紅斑應該有扮演一定程度的角色。持續的局部非傷害性熱刺激會導致延長性的血管擴張，過程牽涉到一氧化氮。[29-31] 羥鈷胺是一種維生素B12，能對一氧化氮合成酶產生很強的抑制效果，進一步減少因為一氧化氮產生的血管擴張。我們的研究評估羥鈷胺對玫瑰斑病患持續性臉紅及面部潮紅的影響。研究結果由黃奕維醫師、黃輝鵬醫師、許釗凱副教授和李玉雲教授共同發表在Journal of Clinical and Aesthetic Dermatology。[37]

在研究中我們觀察13位表現持續性臉紅斑或面部的潮紅的玫瑰斑患者，每週給予羥鈷胺1-2毫克肌肉注射，持續1到4週。評估方式包含兩種，一是採用臨床醫師紅斑評估法（clinician's erythema assessment, CEA），二是使用紅外線溫度計測量皮膚表面溫度，比較治療前後臉頰的差異。注射第一劑羥鈷胺30分鐘後，臨床紅斑評估分級平均從

2.2±0.6降到1.2±0.4（p<0.001），而臉頰表面溫度從攝氏
36.7±0.70℃降到36.2±0.61℃（p<0.001）。結果得知注射
羥鈷胺具有立即舒緩玫瑰斑病患臉紅的效果，病人也感受到延
長性的臉潮紅不再出現或者是減輕和縮短時間，但是有一例紅
斑稍微惡化。[37]

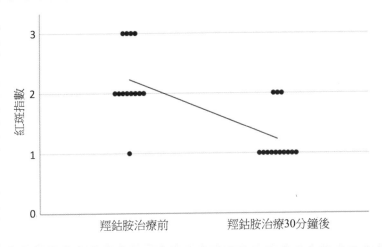

圖85. 羥鈷胺對玫瑰斑病患持續性臉紅及面部潮紅的影響，臨床紅斑評估分
級平均從2.2± 0.6降到1.2±0.4（n=13, p<0.001）。（出處J Clin Aesthet
Dermatol. 2022;15（6）:42-45.）

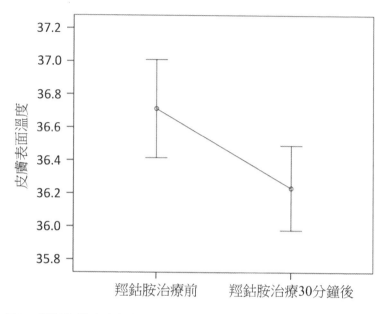

圖86. 羥鈷胺對玫瑰斑病患臉上皮膚溫度的影響，臉頰表面溫度從攝氏36.7±0.70°C降到36.2±0.61°C（n=12, p<0.001）。

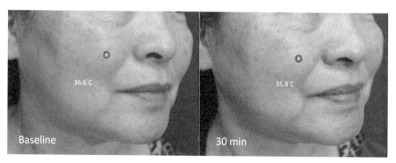

Hydroxocobalamin 1 mg im

圖87. 羥鈷胺（hydroxocobalamin）1mg 肌肉注射，治療前與30分鐘後比較，臉上紅斑明顯減輕，皮膚溫度降0.8°C。參考文獻：J Clin Aesthet Dermatol. 2022;15（6）：42-45.

2.21 肉毒桿菌毒素A治療玫瑰斑紅斑和潮紅

　　2004年Yuraitis M和 Jacob CI首次報告一例使用肉毒桿菌毒素A（BoNT-A，以下簡稱肉毒）注射來治療玫瑰斑的臉潮紅（flushing）症狀，一邊臉頰使用10單位的肉毒（廠牌是Allergan），稀釋成2U/0.1ml，間隔1公分注射在真皮皮下脂肪交界（dermal–subdermal interface），[38] 2005年的一案例報告，病人在接受肉毒真皮皮下脂肪交界注射一星期後，右臉頰與上嘴唇出現嚴重下垂。當時只選擇性注射右邊臉頰，稀釋濃度是4U/0.1ml，間隔1公分注射4個點，每點2U的BoNT-A。[39] 之後一直到2015年才再有文獻報告用肉毒來治療玫瑰斑，在這一篇韓國研究中兩例玫瑰斑病人以真皮內90度注射肉毒，稀釋濃度，每個點注射劑量和間隔距離，都和2004年的報告一樣，隔週再施打第二次肉毒，第二次治療後一週觀察有顯著紅斑和潮紅改善效果，病人感到有很好的美觀效果，沒有明顯的副作用，只有過程中感受到些微疼痛和局部瘀青。[40]

　　目前市面上有很多種肉毒品牌，治療劑量根據單位含量有多少核心蛋白（core protein）而有所不同，含有Core protein 0.09ng分別需要儷緻（Dysport，Abobotulinumtoxin A）17U、保妥適（Botox，Onabotulinumtoxin A）10U、淨優明（Xeomin，Incobotulinumtoxin A）22.5U。[41] 另一篇與Merzu有關的研究報告，活性核心蛋白（active core protein）含量，Dysport 500U，Botox 100U和Xeomin 100U都是0.44ng。[42] 不過我們多年使用Dysport和 Botox的經驗，難以

認同後者的報告。韓國廠牌Prabotulinumtoxin A（Nabota）等等品項的效力和保妥適差異不大。[43] 肉毒之所以可以改善臉潮紅的機轉，主要是因爲熱或壓力會刺激交感神經反應（sympathetic nerve reaction），造成皮膚乙醯膽鹼神經末梢（cutaneous cholinergic nerve）釋放囊泡（vesicle），而囊泡內有乙醯膽鹼（acetylcholine）和其他共同傳導物質（cotransmitter，但是乙醯膽鹼並非引起皮膚微細動脈擴張的主要物質，而是其他共同傳導物質造成皮膚細動脈擴張。[29] 玫瑰斑病人因爲熱或壓力刺激引起的交感神經反應比正常人強，進而造成玫瑰斑的相關症狀。[29,30,,33] 壓力刺激包括心理壓力和生理壓力，前者是讓病人算術（arithmetic），連續減7或11一至二分鐘，後者是等長握力試驗一至二分鐘。[33] 而肉毒可以抑制交感膽鹼神經（sympathetic cholinergic nerve）釋放囊泡，[44] 因此可以改善症狀。我們臨床上可以用前述算術和等長握力試驗來篩選適合肉毒治療的玫瑰斑病人，治療前有明顯皮膚交感神經潮紅的病人，肉毒眞皮注射治療一星期再次算術和等長握力試驗，這時皮膚交感神經潮紅不再出現或顯著減輕，對於皮膚交感神經潮紅沒有完全消除的病人可以考慮第二次肉毒眞皮注射治療。然而，神經性玫瑰斑（neurogenic rosacea）較難以預測施打後的狀況，可能有效或是產生副作用，所以在使用上要特別注意。

除了前述的研究之外，另一篇樣本數較大的研究，分析15位病人使用Dysport的治療紅斑和潮紅結果，觀察三個月後發現病人在第一個月時出現改善症狀的人有6/15，到三個月時11/15病人的症狀獲得改善。[45] 2019年Dr. Kim團隊發表這一項針對面部玫瑰斑紅斑患者的隨機、雙盲、安慰劑對照、分面試驗（split face test），評估皮內注射肉毒後皮膚生理變化和安全性的研究，24個受試者結果在肉毒桿菌處理的半邊臉紅斑指數（CEA）顯著下降，全球審美改善量表（global aesthetic improvement scale）顯著增加，紅斑指數在四週和第八週下降，第二和第四週皮膚彈性得到改善，第二、四、八週時皮膚含水度顯著改善，然而經皮水分流失和皮脂分泌沒有顯示出顯著差異。[46] 除此之外，也有案例報告將肉毒與脈衝光或是Tixel（一種熱力點陣技術）合併使用來處理玫瑰斑的紅斑和潮紅，[47,48] 以與Tixel合併使用為例，研究指出效果可以持續長達6個月之久。[47]

肉毒使用於玫瑰斑的治療與使用於其他疾病時相同，可能有副作用的發生。注射時要避開modiolus，因為在該處表情肌纖維插入真皮，顴弓近顳區皮下脂肪比較薄也要小心。另一個台灣自己的案例則是施打肉毒後出現丘疹。施打時的入針角度也需要注意，作者建議可以以30到45度左右進行施打，但須注意施打角度過小可能會造成藥物從注射部位擠壓噴出。

總結來說，肉毒可以用於治療玫瑰斑病人臉紅斑和潮紅的症狀，使用劑量上一般建議兩側臉頰劑量總合在20U稀釋成1cc（保妥適），中線加5U，真皮注射，施打後大約一天至一個月內會出現效果，效果可以持續3-6個月左右。施打反應方面大部分病人的紅斑或潮紅都可以獲得改善，若病人是嚴重的紅斑和灼熱感，有可能施打肉毒無效或出現短期症狀惡化狀況；此外神經性玫瑰斑施打後效果較難以預測，也有可能出現惡化狀況，因此上述兩種病人在使用時要特別留意。

2.22 黃輝鵬醫師雙效抗紅熱玫瑰斑治療（Dr Huang's dual anti-heat treatment for the erythema and flushing of rosacea）

　　黃輝鵬醫師雙效抗紅熱玫瑰斑治療就是肉毒桿菌毒素A加上維生素B12羥鈷胺，合併治療玫瑰斑紅斑和臉潮紅。利用肉毒桿菌毒素來抑制全身性熱刺激和壓力刺激導致的臉部皮膚交感神經活性異常，以及羥鈷胺扮演一氧化氮（NO）捕手。

2.22.1 一氧化氮捕手——羥鈷胺

　　維生素B12羥鈷胺扮演一氧化氮（NO）捕手形成配位體，捕捉玫瑰斑皮膚背景值多出來的NO，減輕持續性紅斑，甚至一併結合來自局部延長性熱刺激產生的NO，抑制NO造成的延長性血管擴張與潮紅，這對從事長時間激烈運動或者廚房工作的病友意義更是非凡，生活品質的改善更不在話下。羥鈷胺肌肉注射後30分鐘即可看到明顯的效果，最佳效果可以維持2到6天（圖88）。也有些玫瑰斑病人使用羥鈷胺幾個月之後紅斑穩定幾乎看不到（圖89）。

維生素B12治療酒糟
1. 部分抑制皮膚交感神經潮紅
2. 減輕持續性紅斑
3. 抑制延長性潮紅

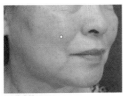

(A) 治療前36.6°C

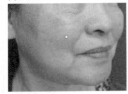

(B) 治療後35.8°C

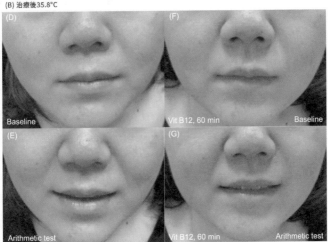

圖88. 羥鈷胺治療玫瑰斑紅斑和潮紅。（A，B）肌肉注射1mg羥鈷胺，30分鐘後紅斑減輕，（C）羥鈷胺增加耐熱避免持續性熱（加熱至42°C）引起的延長性潮紅，模擬曲線紅色為治療前，綠色為治療後，羥鈷胺治療後不僅持續性的紅斑減輕，減輕或預防局部持續性熱刺激引起延長性潮紅皮膚，也可以減輕皮膚交感神經潮紅。（D，E）局部塗抹羥鈷胺算術測驗前後的紅斑和潮紅，（F）塗抹羥鈷胺後紅斑已有減輕，而且（G）算術測驗後潮紅比未治療前緩和，顯示一氧化氮在皮膚交感神經潮紅有扮演角色。

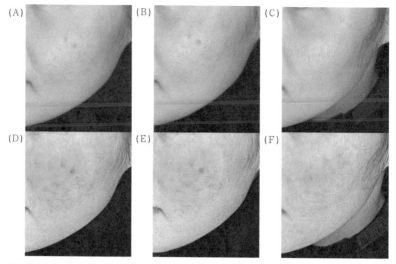

圖89. 羥鈷胺與紅斑的變化。使用前（A，D），使用後35分鐘（B，E）即可看到紅斑減輕的效果，持續使用3.5個月之後（C，F）紅斑穩定幾乎看不到。Observe 皮膚分析儀自然光（A-C），紅斑指數（D-F）。

2.22.2 肉毒桿菌毒素A抑制皮膚交感乙醯膽鹼神經

肉毒桿菌毒素A抑制交感神經乙醯膽鹼分枝末梢囊疱釋放共同傳導物質（co-transmitters），抑制交感神經潮紅，[29,30,33] 換言之，來自全身性熱刺激，身體壓力和心理壓力引起的交感神經反應被阻擋了下來。玫瑰斑病人的皮膚交感神經反應比正常對照組還要強，[33] 肉毒桿菌毒素抑制交感神經性潮紅是可以理解的，臨床上玫瑰斑病人在肉毒治療前後施以算術和等長握力試驗，交感神經性潮紅從明顯變不見或減輕，可以得到驗證。肉毒桿菌素A也被證實可以減少TRPV1在感覺神經末梢上的表現，[49,50] 但是對於玫瑰斑的持續性紅斑也有減輕的現象，確切原因不明，是否有可能玫瑰斑的病人的膽鹼交感神經經常性的處於興奮狀態。肉毒桿菌素對動脈的影響是抑制血管收縮，[51,52] 無法解釋持續性紅斑減輕的現象（圖90）。

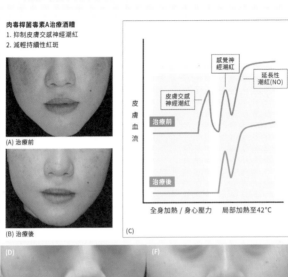

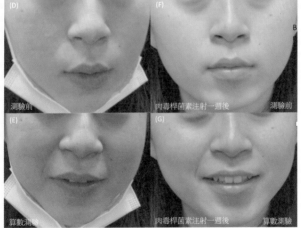

圖90. 肉毒桿菌毒素A治療玫瑰斑紅斑和潮紅。（A，B）真皮注射肉毒桿菌素A，一週後紅斑減輕，此外，（C）肉毒抑制皮膚交感神經潮紅的現象。模擬曲線紅色為治療前，綠色為治療後。（D，E，F，G）算術測驗顯示肉毒治療後固定紅斑和潮紅都有明顯減輕。

2.22.3 Hydroxocobalamin加上肉毒桿菌毒素A

維生素B12羥鈷胺加上肉毒桿菌毒素A，治療結果顯示肌肉注射羥鈷胺1 mg，臉上皮膚溫度在30分鐘後降低0.5°C（圖86），對照肌肉注射羥鈷胺1 mg加上肉毒桿菌毒素A（保妥適）真皮內注射，臉上皮膚溫度在隔天降低1-1.4°C（表10），明顯有加成的效果（圖91）。對於熱和壓力刺激的反應，剩下感覺神經潮紅，幾乎不再出現皮膚交感神經潮紅和延長性潮紅，持續性紅斑改善幅度也比個別治療還要明顯。

臨床病例的觀察，玫瑰斑病人大約有1/13使用羥鈷胺反而紅斑更明顯，神經性玫瑰斑有灼熱感和刺痛感的使用羥鈷胺惡化的比例占50%，這些人可能一開始效果很好，但是使用幾天到兩週反而情況變糟了。神經性玫瑰斑用肉毒桿菌毒素治療有可能短暫惡化之後才改善。治療前算術和等長握力試驗有助於篩選適合肉毒治療的玫瑰斑病人。維生素B12羥鈷胺和肉毒桿菌毒素A個別的建議劑量、療效開始時間、高峰時間和維持時間摘要於表11。

局部使用Hydroxocobalamin理論上優於全身性投藥，一氧化氮在生理功能很多情況是必須的，例如男性性器官的勃起功能。肉毒桿菌的注射頻率可以根據患者臨床反應或算術測試的反應，隔一週至一個月均可，達到最佳效果之後通常可以維持3到6個月。

感覺神經潮紅似乎是目前玫瑰斑紅斑和潮紅治療上的挑戰。在感覺神經細胞培養研究，肉毒桿菌毒素A抑制KCL引起的substance P和CGRP的分泌，在體外膀胱製備研究也顯示類似的抑制效果。[54]然而，1995年Kellogg團隊的研究顯示，局部熱刺激誘發感覺神經血管擴張不受肉毒桿菌毒素的影響。[29]感覺神經潮紅的機轉是局部非傷害性熱刺激或辣椒素（capsaicin）透過TRPV1，冷刺激透過TRPA1活化小神經纖維C（small C fiber），再逆行性釋放血管活性胜肽substance P, CGRP，進而出現血管舒張和潮紅。[29, 55]接受肉毒桿菌毒素A治療的玫瑰斑患者仍然感受到戴口罩會引起臉紅，意味著局部熱刺激依舊活化感覺神經血管擴張。

表10. Hydroxocobalamin加上肉毒桿菌毒素A 治療16例玫瑰斑病人的臨床資料

案例	年齡	性別	臨床表現	Pre-treatment
1	50	F	Erythema, flushing	Methylcobalamin Levocetirizine Metronidazole gel
2	62	F	Erythema, flushing, burning, itching,	Pulsed dye laser, levocetirizine 3 weeks ago
3	39	M	Erythema, flushing s Seborrheic dermatitis	None in the past 2 months
4	55	F	Erythema, flushing,	Methylcobalamin 500μg tid Isotretinoin 20m
5	45	F	Erythema, flushing	None
6	45	F	Erythema, flushing	None
7	35	F	Erythema, flushing, (*Demodex* overgrowth)	(Topical ivermectin, Carvedilol, fexofenadi methylcobal) x 1 week
8	40	F	Erythema, flushing	Carvedilol, methylcobalamin
9	39	F	Erythema, flushing	Isotretinoin 20mg qod, levocetirizine
10	63	M	Erythema, flushing	(Carvedilol, Methylcobalamin) x 2 months
11	33	F	Erythema, flushing (*Demodex* overgrowth)	None
12	41	F	Erythema, flushing	Doxycycline, metrogel
13	44	F	Erythema, flushing	None
14	59	F	Erythema, flushing, Burning, essential tremor	Oral ivermectin, flunarizine, carvedilol, oral metronidazole, plaquenil, stilnox for 2 years
15	49	F	Erythema, flushing	Methylcobalamin for 9 months
16	46	F	Erythema, flushing (*Demodex* overgrowth)	Topical ivermectin

HB12, hydroxocobalamin 12

-treatment	HB12 dose/ sessions	Botolnum toxin dose/ sessions	CEA change	Skin temperature change (cheeks)	Follow up
ethylcobalamin ocetirizine) x 1	1 mg/1	Botox 20, 22U/ 5.5months apart	3→0-1	37.2 →36.2°C	Stable at 9th month
e	1 mg /3	Botox 20U,20U,20U/one month then 3 months apart	2→0-1	36.5 →35.1°C	
e	2mg/2 Then topical HB12 for one month	Botox 20U, 20U, 20U/2 weeks then 7 months apart	3→1-2		
e	1-2mg/4	Botox 20U, 20U/ 10 days apart	3→1-2		Stable at 9th month
e	1mg/2	Botox 20U once	3→1		
e	1mg/3	25U once	3→2		
cal ivermectin, edilol, fexofenadine	1-2mg/3	Botox 20U once	2→2		3 weeks
e	1-2mg/5	Botox 20U, 20U, 20U, 20U/3, 1, 3 months apart	3→1		8 months
abalin, carvedilol, etinoin	1-2mg/3	Botox 25U once	2→1		
edilol	1-2mg/4	Botox 25U,25U/ 2 weeks apart	3→1-2		3 weeks
cal ivermectin,	2mg/3 Methylcobalamin x 60 days	Botox 20U, 20U,20U/1 week, 3 weeks apart	2→1		Stable at 9th month
etinoin, carvedilol		Botox 20U,25U/ 1 week apart	1-2→1		
	HB12 500ug bid x 4 weeks	Botox 20U, 20U/1 week apart	2→1		5 months
abalin adds to rior medications. edilol was added at month.	Worsen post HB12 1mg im	Botox 25U once	3-4→2 →3→1		
e	Oral or topical HB12	Botox 25U,2uU,25U/2 weeks then 4months apart	3→1		
cal ivermectin	topical HB12	Letybo 25U,Botox 25U/3 weeks apart	2→1		

肉毒桿菌毒素A和維生素B12合治酒糟

1. 抑制皮膚交感神經潮紅
2. 減輕持續性紅斑（加成效應）
3. 抑制延長性潮紅

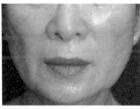

(A) 治療前

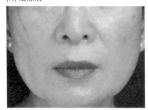

(B) 治療後

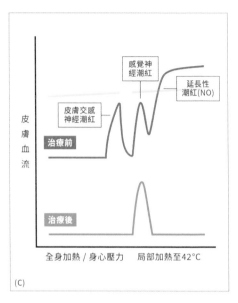

(C)

圖91. 羥鈷胺（hydroxocobalamin）加上肉毒桿菌毒素A治療玫瑰斑。
（A，B）臉上紅斑有加成性的減輕，改善幅度也比個別治療還要明顯（C）
幾乎不再出現交感神經潮紅和延長性潮紅，只剩下一部分感覺神經潮紅，模
擬曲線紅色為治療前，綠色為治療後。

表11. 黃輝鵬醫師雙效抗紅熱玫瑰斑治療

	維生素B12（hydroxocobalamin）肌肉注射	肉毒桿菌毒素A眞皮注射
劑量	1-2 mg	20-25U（Botox）
開始作用	30分	1天- 1月
最高作用	30 分-1 小時	1天- 1月
維持作用	2-6 天	3-6月

2.23 解鎖玫瑰之友運動的魔咒

　　根據Yamazaki的報告，長時間運動時核心體溫升高會抑制皮膚交感神經腎上腺素血管收縮系統和活化皮膚交感神經乙醯膽鹼血管擴張系統，另外，皮膚溫度也會升高，活化感覺神經和一氧化氮血管擴張反應。[53]黃輝鵬醫師創新提出玫瑰斑耐熱治療，快速減輕消退玫瑰斑紅斑和潮紅不再是遙不可及，可以增加玫瑰斑之友耐熱程度，紅斑潮紅快速消退而去，就我們知識所及，這是創新的方法，喜歡運動的玫瑰斑朋友的福音，運動不再限制於室內，不再限於水中，只要你喜歡，戶外運動、打球、熱瑜珈、路跑也可以適度參與。

2.23.1 愛運動的玫瑰女孩

　　一位56歲女性，熱愛運動，尤其是慢跑和快走，由於增加了運動的強度及頻率，誘發且惡化了玫瑰斑，臉部的皮膚在運動過後發紅發燙，久久無法消退，甚至需要冷氣空調加上吹電風扇，同時臉上冰敷約40分鐘才退紅（圖92）。我們先以修護表皮屏障產品和羥鈷胺治療。

　　· 治療前一段訪談：

　　醫師：「可以跟我們說一下，以前都什麼情況會臉紅起來？」

　　玫瑰女孩：「大部分，譬如說走得很長的一段路途，然後就是當冷氣已經停掉比較悶熱的環境之下，然後臉就會開始漲紅，最近是因爲運動的次數比較多一點點，本來是1天都跑5公里的慢跑，慢慢跑一個多禮拜之後就開始發現好像T字部分的比平常的還要更嚴重一些，有一點懷疑是運動讓他狀況變得比較更不穩定。」

醫師：「紅起來你都怎麼樣處理把溫度降下來？」

玫瑰女孩：「紅起來，之前都是沒有處理，但是後來我就覺得皮膚有一點刺痛，就是在正常沒有運動下，開始變得會刺痛的狀況較明顯，而且摸起來比較粗燥一點，之後，我就開始在運動之後去做降溫的動作，就是用冰袋包毛巾冰敷，然後吹電風扇，有的時候是噴水讓那個微風吹過來，風能夠把那個溫度降下來。」

醫師：「如果用冰敷啊，吹風啊，多久會降的下來呢？」

玫瑰女孩：「那要看我運動的強度，像我昨天是用快走的方式，就是1公里大概是10分鐘的速度的話，我覺得大概十分鐘之內可以降下來，因爲昨天是用走路，就是快走的方式而不是用跑步的方式。」

醫師：「這是有吹風和冰敷嘛？」

玫瑰女孩：「對！」

醫師：「如果都沒有吹風和冰敷，大概多久才會降下來？」

玫瑰女孩：「我覺得要將近40-50分鐘左右，因爲我也沒有開冷氣。」

醫師：「有沒有在廚房……」

玫瑰女孩：「有，對！就是以前我都不知道爲什麼，尤其是煎魚的時候，煎鍋要燒熱的時候，我就會覺得臉上每次煮完飯就非常的不舒服，我覺得應該是有紅跟熱。」

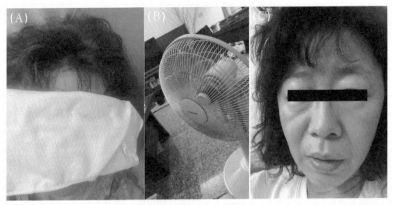

圖92. A，B，C我們玫瑰斑病人長時間運動後導致臉熱，潮紅持續很久才退。

·修護表皮屏障產品和羥鈷胺對玫瑰斑的影響

我們做了一個臨床觀察，修護表皮屏障的產品和羥鈷胺對玫瑰斑的影響。

目的：我們想要評估該治療對臉上溫度、紅斑和潮紅的影響。

方法：量臉頰溫度，照相（Canon EOS 750D和Observe 520x），給予修護表皮屏障的產品和羥鈷胺。

40分鐘後再量臉頰溫度，照相。

之後，用吹風機吹臉和頭髮2分鐘，再量臉頰溫度，照相。

之後，關空調，在密閉空間原地跑步10分鐘，再量臉頰溫度，照相。

結果：治療後Observe 520x紅斑影像評估顯示，40分鐘時紅斑減時，吹熱風兩分鐘60分鐘時中臉紅斑更進一步減輕，下巴有一小區比較紅，原地跑步後在的84分鐘時紅斑與60分鐘時差不多，沒有出現潮紅。各個時序的皮膚溫度和紅斑影像的比較記錄在圖93。

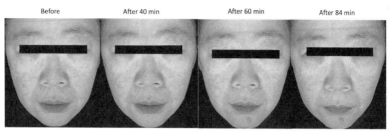

皮膚平均溫度（℃）	治療前	40分後	吹熱風2分鐘後	跑步10分鐘後
左頰	36.2	35.7	36.3	36.6
右頰	36.1	35.6	35.9	36.3
額頭	36.4	36.1	35.9	36.3
下巴	36.4	36.1	36.1	36.1

圖93. 修護表皮屏障產品和羥鈷胺對玫瑰斑紅斑和潮紅的影響。

· 治療三個星期後，我們再次訪談。

護理師：「請問你治療之後有什麼樣的改變？」

玫瑰女孩：「剛擦修復精華上去的時候，是比較有一點涼涼的，有一點緊緊的感覺，然後就是照正常的生活去運作，最主要的是我運動的時候，紅比較不太容易很嚴重整個臉會腫脹，然後，跑步之後的感覺跟以前比起來是比較沒有那麼刺痛跟那麼熱那麼漲紅。」（圖94）。

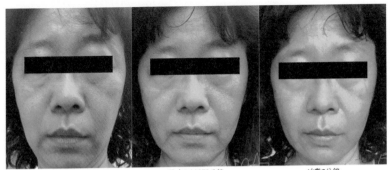

運動前　　　　　　　快走5公里50分鐘　　　　　　冰敷3分鐘

圖94. A、B、C修護表皮屏障產品和羥鈷胺治療三個星期,上午9點多左右抹,下午5點多運動,跑步之後沒有以前那麼刺痛、熱和漲紅,也比較快退紅。

2.24 涵蓋神經血管反應機轉的治療對紅斑的立即反應（圖95）

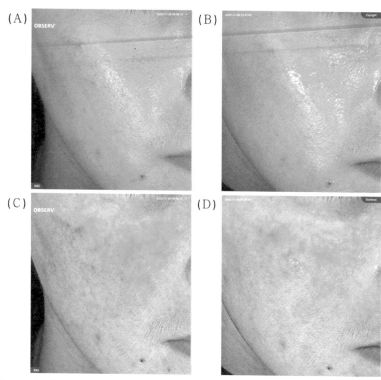

圖95. 涵蓋神經血管反應多重機轉的治療對玫瑰斑紅斑和潮紅的影響．Observe皮膚分析儀，自然光（A）治療前，（B）治療後45分鐘。紅色指數（C）治療前，（D）治療後45分鐘。

參考文獻

1. Huang HP, Hsu CK, Lee JY. A new superficial needle-scraping method for assessing *Demodex* density in papulopustular rosacea. *Journal of cosmetic dermatology*. 2020;19（4）:896-900.

2. Huang HP, Hsu CK, Lee JY. Thumbnail-squeezing method: an effective method for assessing *Demodex* density in rosacea. *J Eur Acad Dermatol Venereol*. 2020;34（7）:e343-e345.

3. Forton FM, De Maertelaer V. Two Consecutive Standardized Skin Surface Biopsies: An Improved Sampling Method to Evaluate *Demodex* Density as a Diagnostic Tool for Rosacea and Demodicosis. *Acta Derm Venereol*. 2017;97（2）:242-248.

4. Turgut Erdemir A, Gurel MS, Koku Aksu AE, Falay T, Inan Yuksel E, Sarikaya E. *Demodex* mites in acne rosacea: reflectance confocal microscopic study. *Australas J Dermatol*. 2017;58（2）:e26-e30.

5. Chen W, Plewig G. Human demodicosis: revisit and a proposed classification. *Br J Dermatol*. 2014;170（6）:1219-1225.

6. Taieb A, Ortonne JP, Ruzicka T, et al. Superiority of ivermectin 1% cream over metronidazole 0·75% cream in treating inflammatory lesions of

rosacea: a randomized, investigator-blinded trial. *Br J Dermatol*. 2015;172（4）:1103-1110.

7. Huang HP, Hsu CK, Lee JY. Rosacea with persistent facial erythema and high *Demodex* density effectively treated with topical ivermectin alone or combined with oral carvedilol. *Dermatologic therapy*. 2021;34（2）:e14899.

8. Taieb A, Khemis A, Ruzicka T, et al. Maintenance of remission following successful treatment of papulopustular rosacea with ivermectin 1% cream vs. metronidazole 0.75% cream: 36-week extension of the ATTRACT randomized study. *J Eur Acad Dermatol Venereol*. 2016;30（5）:829-836.

9. Trave I, Merlo G, Cozzani E, Parodi A. Real-life experience on effectiveness and tolerability of topical ivermectin in papulopustular rosacea and antiparasitic effect on *Demodex* mites. *Dermatologic therapy*. 2019;32（6）:e13093.

10. Schaller M, Gonser L, Belge K, et al. Dual anti-inflammatory and anti-parasitic action of topical ivermectin 1% in papulopustular rosacea. *J Eur Acad Dermatol Venereol*. 2017;31（11）:1907-1911.

11. Zhang J, Jiang P, Sheng L, et al. A Novel Mechanism of Carvedilol Efficacy for Rosacea Treatment: Toll-Like Receptor 2 Inhibition in Macrophages.

Frontiers in immunology. 2021;12:609615.

12. Mendieta Eckert M, Landa Gundin N. Treatment of rosacea with topical ivermectin cream: a series of 34 cases. *Dermatol Online J*. 2016;22（8）.

13. Koller B, Müller-Wiefel AS, Rupec R, Korting HC, Ruzicka T. Chitin modulates innate immune responses of keratinocytes. *PLoS One*. 2011;6（2）:e16594.

14. McMahon F, Banville N, Bergin DA, et al. Activation of Neutrophils via IP3 Pathway Following Exposure to *Demodex*-Associated Bacterial Proteins. *Inflammation*. 2016;39（1）:425-433.

15. Lacey N, Delaney S, Kavanagh K, Powell FC. Mite-related bacterial antigens stimulate inflammatory cells in rosacea. *Br J Dermatol*. 2007;157（3）:474-481.

16. Huang HP, Hsu CK, Lee JY. Topical ivermectin-induced transient flare of rosacea as a host reaction to killed *Demodex* mites preventable by short-term use of topical corticosteroid. *Dermatologic therapy*. 2022;35（7）:e15517.

17. Gao YY, Di Pascuale MA, Li W, et al. High prevalence of *Demodex* in eyelashes with cylindrical dandruff. *Invest Ophthalmol Vis Sci*.

2005;46（9）:3089-3094.

18. Murphy O, O'Dwyer V, Lloyd-McKernan A. Ocular *Demodex folliculorum*: prevalence and associated symptoms in an Irish population. *Int Ophthalmol*. 2019;39（2）:405-417.

19. Forton FMN, De Maertelaer V. Rosacea and Demodicosis: Little-known Diagnostic Signs and Symptoms. *Acta Derm Venereol*. 2019;99（1）:47-52.

20. Segal R, Mimouni D, Feuerman H, Pagovitz O, David M. Dermoscopy as a diagnostic tool in demodicidosis. *Int J Dermatol*. 2010;49（9）:1018-1023.

21. Friedman P, Sabban EC, Cabo H. Usefulness of dermoscopy in the diagnosis and monitoring treatment of demodicidosis. *Dermatol Pract Concept*. 2017;7（1）:35-38.

22. Errichetti E, Figini M, Galvan A. *Demodex* tails on dermoscopy beyond demodicosis: another pitfall to avoid. *Int J Dermatol*. 2021;60（10）:e405-e407.

23. Tan ST, Bialostocki A, Armstrong JR. Pulsed dye laser therapy for rosacea. *Br J Plast Surg*. 2004;57（4）:303-310.

24. Bernstein EF, Schomacker K, Paranjape A, Jones CJ. Pulsed dye laser treatment of rosacea using

a novel 15mm diameter treatment beam. *Lasers Surg Med.* 2018;50（8）:808-812.

25. Kassir R, Kolluru A, Kassir M. Intense pulsed light for the treatment of rosacea and telangiectasias. *J Cosmet Laser Ther.* 2011;13（5）:216-222.

26. Taub AF. Treatment of rosacea with intense pulsed light. *J Drugs Dermatol.* 2003;2（3）:254-259.

27. Lonne-Rahm S, Nordlind K, Edström DW, Ros A-M, Berg M. Laser Treatment of Rosacea: A Pathoetiological Study. *Archives of Dermatology.* 2004;140（11）:1345-1349.

28. Rodrigues-Braz D, Zhao M, Yesilirmak N, Aractingi S, Behar-Cohen F, Bourges JL. Cutaneous and ocular rosacea: Common and specific physiopathogenic mechanisms and study models. *Mol Vis.* 2021;27:323-353.

29. Kellogg DL, Jr., Pérgola PE, Piest KL, et al. Cutaneous active vasodilation in humans is mediated by cholinergic nerve cotransmission. *Circ Res.* 1995;77（6）:1222-1228.

30. Yamazaki F, Minokoshi K. Exercise training and cutaneous vasodilator function. *Japanese Journal of Physical Fitness and Sports Medicine.* 2017;66:185-193.

31. Kellogg DL, Jr. In vivo mechanisms of cutaneous

vasodilation and vasoconstriction in humans during thermoregulatory challenges. *Journal of applied physiology（Bethesda, Md : 1985）*. 2006;100（5）:1709-1718.

32. Aubdool AA, Brain SD. Neurovascular aspects of skin neurogenic inflammation. *J Investig Dermatol Symp Proc.* 2011;15（1）:33-39.

33. Metzler-Wilson K, Toma K, Sammons DL, et al. Augmented supraorbital skin sympathetic nerve activity responses to symptom trigger events in rosacea patients. *J Neurophysiol.* 2015;114（3）:1530-1537.

34. Moura AKA, Guedes F, Rivitti-Machado MC, Sotto MN. Inate immunity in rosacea. Langerhans cells, plasmacytoid dentritic cells, Toll-like receptors and inducible oxide nitric synthase（iNOS）expression in skin specimens: case-control study. *Archives of dermatological research.* 2018;310（2）:139-146.

35. Weinberg JB, Chen Y, Jiang N, Beasley BE, Salerno JC, Ghosh DK. Inhibition of nitric oxide synthase by cobalamins and cobinamides. *Free Radic Biol Med.* 2009;46（12）:1626-1632.

36. Rochelle LG, Morana SJ, Kruszyna H, Russell MA, Wilcox DE, Smith R Interactions between

hydroxocobalamin and nitric oxide（NO）:
evidence for a redox reaction between NO and
reduced cobalamin and reversible NO binding
to oxidized cobalamin. *J Pharmacol Exp Ther.*
1995;275（1）:48-52.

37. Huang YW, Huang HP, Hsu CK, Lee JY.
Hydroxocobalamin: An Effective Treatment for
Flushing and Persistent Erythema in Rosacea. *J
Clin Aesthet Dermatol.* 2022;15（6）:42-45.

38. Yuraitis M, Jacob CI. Botulinum toxin for the
treatment of facial flushing. *Dermatol Surg.*
2004;30（1）:102-104.

39. Kranendonk SK, Ferris LK, Obagi S. Re: Botulinum
toxin for the treatment of facial flushing. *Dermatol
Surg.* 2005;31（4）:491; author reply 492.

40. Park KY, Hyun MY, Jeong SY, Kim BJ, Kim MN,
Hong CK. Botulinum toxin for the treatment of
refractory erythema and flushing of rosacea.
Dermatology. 2015;230（4）:299-301.

41. Field M, Splevins A, Picaut P, et al.
AbobotulinumtoxinA（Dysport（®））,
OnabotulinumtoxinA（Botox（®））, and
IncobotulinumtoxinA（Xeomin（®））
Neurotoxin Content and Potential Implications
for Duration of Response in Patients. *Toxins*

（*Basel*）. 2018;10（12）.

42. Kerscher M, Wanitphakdeedecha R, Trindade de Almeida A, Maas C, Frevert J. IncobotulinumtoxinA: A Highly Purified and Precisely Manufactured Botulinum Neurotoxin Type A. *J Drugs Dermatol*. 2019;18（1）:52-57.

43. Hong JY, Kim JH, Jin JE, Shin SH, Park KY. Practical Application of Novel Test Methods to Evaluate the Potency of Botulinum Toxin: A Comparison Analysis among Widely Used Products in Korea. *Toxins*（*Basel*）. 2021;13（12）.

44. Al-Ghamdi AS, Alghanemy N, Joharji H, Al-Qahtani D, Alghamdi H. Botulinum toxin: Non cosmetic and off-label dermatological uses. *Journal of Dermatology & Dermatologic Surgery*. 2015;19（1）:1-8.

45. Bloom BS, Payongayong L, Mourin A, Goldberg DJ. Impact of intradermal abobotulinumtoxinA on facial erythema of rosacea. *Dermatol Surg*. 2015;41 Suppl 1:S9-16.

46. Kim MJ, Kim JH, Cheon HI, et al. Assessment of Skin Physiology Change and Safety After Intradermal Injections With Botulinum Toxin: A Randomized, Double-Blind, Placebo-Controlled,

Split-Face Pilot Study in Rosacea Patients With Facial Erythema. *Dermatol Surg.* 2019;45（9）:1155-1162.

47. Friedman O, Koren A, Niv R, Mehrabi JN, Artzi O. The toxic edge-A novel treatment for refractory erythema and flushing of rosacea. *Lasers Surg Med.* 2019;51（4）:325-331.

48. Al-Niaimi F, Glagoleva E, Araviiskaia E. Pulsed dye laser followed by intradermal botulinum toxin type-A in the treatment of rosacea-associated erythema and flushing. *Dermatologic therapy.* 2020;33（6）:e13976.

49. Fan C, Chu X, Wang L, Shi H, Li T. Botulinum toxin type A reduces TRPV1 expression in the dorsal root ganglion in rats with adjuvant-arthritis pain. *Toxicon.* 2017;133:116-122.

50. Xiao L, Cheng J, Zhuang Y, et al. Botulinum toxin type A reduces hyperalgesia and TRPV1 expression in rats with neuropathic pain. *Pain Med.* 2013;14（2）:276-286.

51. Goldberg SH, Gehrman MD, Graham JH. Botulinum Toxin A and B Improve Perfusion, Increase Flap Survival, Cause Vasodilation, and Prevent Thrombosis: A Systematic Review and Meta-analysis of Controlled Animal Studies. *Hand*

（N Y）. 2021:1558944721994250.

52. Stone AV, Koman LA, Callahan MF, et al. The effect of botulinum neurotoxin-A on blood flow in rats: a potential mechanism for treatment of Raynaud phenomenon. *J Hand Surg Am.* 2012;37（4）:795-802.

53. Yamazaki F, Minokoshi K. Exercise training and cutaneous vasodilator function. Japanese Journal of Physical Fitness and Sports Medicine. 2017;66:185-193.

54. Matak I, Bölcskei K, Bach-Rojecky L, Helyes Z. Mechanisms of Botulinum Toxin Type A Action on Pain. Toxins (Basel). 2019;11(8).

55. Aubdool AA, Brain SD. Neurovascular aspects of skin neurogenic inflammation. J Investig Dermatol Symp Proc. 2011;15(1):33-39.

3. 治療篇

3.1 全球玫瑰斑共識建議的治療——以表型爲根據

　　玫瑰斑的治療2017年全球共識以表型爲根據，[1] 彌補2002年以亞型分類在治療上的不足。2019年全球共識再次確認2017年的治療原則。[2] 表12列出臉潮紅、紅斑、血管絲和丘疹膿皰的治療建議和常用劑量。[3]

表12. 全球玫瑰斑共識建議的治療

表型與治療	劑量
臉潮紅（flushing） 乙型拮抗劑（β-blockers） 　Propranolol 　Carvedilol α2-腎上腺素激動劑（α2-Adrenergic agonists） 　Clonidine	 20 to 40 mg 2 to 3 times per day 6.25 mg 2 to 3 times per day 50 µg twice daily
紅斑（erythema） Brimonidine（0.33% gel）（α2-Adrenergic agonists） Oxymetazoline hydrochloride（1% cream）（selective α1 and partial α2 adrenergic agonist.） 脈衝光，脈衝染料雷射	 5個豌豆大小的量，每天1次，6到8週後評估 5個豌豆大小的量，每天1次，6到8週後評估 通常治療1到4次，間隔3到4週
丘疹膿皰 輕度 　外用 ivermectin， 　metronidazole，azelaic acid 中重度 　外用 ivermectin 　口服doxycycline 　口服isotretinoin	 Ivermectin輕中重度都可以使用 每天40或100mg 每天0.25-0.3mg/kg
微血管絲（Telangiectasia） Electrodessication 脈衝光，脈衝染料雷射，Nd:YAG 雷射，或其他雷射。	根據症狀強度 通常治療1到4次，間隔3到4週。
鼻瘤（phyma） 　發炎 　　Tretinoin 　　口服doxycycline 　　口服isotretinoin 　不發炎 　　手術或汽化雷射	 每天1-2次, 8-12週 每天100mg, 8-12週 0.25-0.3mg/kg, 3-4月

3.1.1 丘疹膿皰

　　全球玫瑰斑共識丘疹膿皰的治療，輕度者外用ivermectin、metronidazole和azelaic acid。Metronidazole，雖然屬於抗生素，其治療丘疹膿皰的機轉是透過抗氧化與抗發炎的效果，[4,5]台灣只有凝膠劑型，比較容易局部刺激與乾澀，一般於2至4週改善，需要長期持續使用。外用ivermectin療效優於metronidazole。Azelaic acid透過抑制cathelicidin和KLK-5作用，同時具有抗氧化與抗發炎的效果，甚至可減少臉部紅斑。使用12至15週改善較為顯著。需留意刺、癢、紅等可能副作用。[6] 中重度丘疹膿皰建議可以使用外用 ivermectin。[2] 外用A酸的證據力相對比不上metronidazole與azelaic acid，列於第二線的治療，需留意皮膚刺激性。部分文獻支持外用benzoyl peroxide、erythromycin、clindamycin的效用，但是證據力較低。屬於Topical calcineurin inhibitors的pimecrolimus則對丘疹膿皰和紅斑都可能有效，[7] Tacrolimus對紅斑有效，但是對丘疹膿皰無顯著療效。[8]

　　臨床症狀較嚴重或對外用藥物反應有限的病症可考慮口服藥物治療。其中口服四環黴素包含口服tetracycline、doxycycline、minocycline，透過其抗發炎的作用達到療效。[9] 大環內酯（macrolides）類抗生素clarithromycin、azithromycin、erythromycin雖較少使用於玫瑰斑治療，但是對丘疹膿皰同樣有療效。[9,10] 口服A酸同樣用於治療丘疹膿皰，低劑量使用（每天每公斤0.3毫克）即有療效。[11]

3.1.2 紅斑血管擴張

外用brimonidine是α-2 adrenergic receptor agonist，有血管收縮的功效，然而也可能造成惡化的紅斑。[12]口服β-blocker可以改善臉潮紅的情形，也可以改善焦慮與心搏過速等泛紅惡化因子，常使用於玫瑰斑的口服β-blocker藥物包含propranolol與carvedilol。[13]

3.1.3 鼻部玫瑰斑（nasal rosacea）

在一項醫院病人的回顧性研究，1615 名酒糟患者中41名（2.5%）有鼻部玫瑰斑，41例鼻部玫瑰斑患者中，全部（100.0%）有固定性紅斑，17例（41.5%）有鼻瘤贅生物。主要影響中年或老年高加索男性。鼻子的下三分之二是主要侵犯部位。[14] 我們自己的病人有固定紅斑的占多數，很少數沒有固定紅斑。鼻部玫瑰斑治療分為非手術和手術治療，非手術可以選擇外用metronidazole，一種通過抑制活性氧的產生來減少皮膚炎症的藥物。另一種選擇是口服維生素A酸isotretinoin，一種抑制皮脂腺的藥物，限制它們產生的油脂量。但是，進行手術必須停止服用這種藥物。鼻瘤手術治療包括電燒、冷凍和汽化雷射。Dr. D K Chang, et al.發表一種5部驟治療鼻瘤的技術，1.磨皮（dermabrasion）：重新塑造皮膚表面以促進後續步驟。2.刀片刮除（dermaplaning）：這涉及刮除受影響的組織而不直接切割它，它為第三步準備皮膚表面。3.減厚（debulking）：使用彎曲的剪刀剪掉增厚的皮膚。他們還採集任何可能是惡性的區域的樣本，並將它們送到實驗室進行分析。4.電燒灼（electrocautery）：破壞受影響的組織，5.雷射：密封傷口並形成微輪廓。[15]鼻部玫瑰斑如果蠕形蟎蟲過多，尤其是毛囊蠕形蟎蟲，建議也要抗蟎蟲治療，但是黃輝鵬醫師的臨床經驗顯示有些案例仍然需要外用metronidazole才能達到比較完美的效果（圖96）。

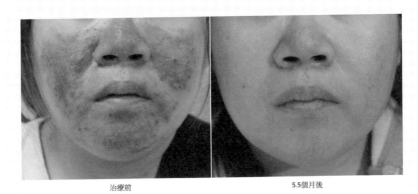

治療前　　　　　　　　　　　　　　5.5個月後

圖96. 女性玫瑰斑病人同時有鼻瘤變化，經過外用ivermectin抗蠕形蟎蟲、口服carvedilol、口服isotretinoin、脈衝染料雷射以及外用metronidazole治療5.5個月之後皮膚非常穩定，追蹤4年不用藥物維持之下臉部情況良好。

3.2 路徑層次與作用標的（pathway-level and target）治療——以玫瑰斑作用機轉爲導向的治療原則

　　黃輝鵬醫師認爲表型原則臨床上面臨幾個問題，何時用單方或複方治療？單方從哪一個開始？用多久無效要尋求第二順位治療選項？遇到難以解決的案例，該怎麼辦？可以停藥嗎？停藥復發下一步怎麼辦？在此，提出個人的研究結果和臨床經驗，以玫瑰斑的誘因病因病理機轉爲導向的路徑層次與作用標的治療爲優先考量，不足之處再輔以「依據表型」（phenotype-lead）治療（圖97）。

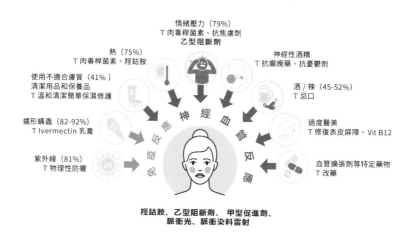

圖97. 玫瑰斑的路徑層次與作用標的治療。玫瑰斑的誘發因子很多，明顯的誘因需要去除，T表示預防或治療方式，使用ivermectin乳膏時須留意早期惡化的高風險病人和預防方式。參考文獻：比例是參考美國國家玫瑰斑協會網站資料和文獻 *Australas J Dermatol.* 2017;58（2）:e26-e30. 和 *J Eur Acad Dermatol Venereol.* 2020;34（7）:e343-e345.

3.2.1 黃輝鵬醫師玫瑰斑治療的特色

· 先確認每一位病例個人的誘因

1. 檢驗蠕形蟎蟲（拇指擠壓法）：高密度的病人使用抗蠕形蟎蟲藥物，用藥時機視病況而定，在後續章節有更仔細的說明，另一個很重要課題是，務必同時預防或減少殺蟎蟲引起的玫瑰斑惡化反應。

2. 測試壓力誘因：中臉紅斑的患者可以用算術（一連串減法）和等長握力試驗各兩分鐘。如果病人出現臉潮紅，表示皮膚膽鹼交感神經反應明顯，一則紅斑加上潮紅可以確定玫瑰斑的診斷，也可以考慮肉毒桿菌毒素真皮注射治療。

3. 熱刺激誘因：通常以問診方式進行，以下活動時臉會不會紅，例如：運動、吹頭髮、洗熱水澡、煮飯煎魚、激烈運動十分鐘後。熱刺激分為全身性熱刺激引起核心溫度上升，和局部熱刺激。全身性熱刺激的潮紅機轉是交感神經反應，非傷害性局部熱刺激又分為兩階段反應，經由活化感覺神經的TRPV-1，逆行性釋放血管活性胜肽，引起的第一波潮紅，隨後溫度繼續升高會有第二波臉潮紅屬於高強度又持久的延長性潮紅，和一氧化氮有關。皮膚交感神經潮紅可以用肉毒桿菌真皮注射治療，延長性潮紅可以用一氧化氮捕捉劑羥鈷胺治療。

4. 藥物史：正在使用藥物的病人需確認有無引起血管擴張和臉潮紅的藥物，特別是鈣離子拮抗劑amlodipine是我們門診最常發現的高血壓病人臉潮紅的原因之一。

5. 神經性玫瑰斑：對於強烈臉紅斑有侵犯到週邊比如臉頰外側、上眼皮、耳朵和靠近脖子的區域，伴隨著熱和刺痛感的病人，要特別留意神經症狀、焦慮與憂鬱的狀態。

表13. Treatment of transient erythema, persistent erythema, and telangiectasia in patients with rosacea

Cutaneous features	Hui-Peng Huang	2017/2019 Global Rosacea Consensus（ROSCO）
Transient erythema	NO scavenger（hydroxocobalamin） β-blockers） 　Propranolol 　Carvedilol Intradermal botulinum toxin A	β-blockers 　Propranolol 　Carvedilol α2-Adrenergic agonists 　Clonidine
Persistent erythema	NO scavenger（hydroxocobalamin） Topical ivermectin if *Demodex* density is high Intradermal botulinum toxin A PDL or IPL（for patients with a low *Demodex* density and CEA<3） Non-insulated micro-needle pulsed radiofrequency	Brimonidine（0.33% gel） （α2-Adrenergic agonists） Oxymetazoline hydrochloride （1% cream） （selective α1 and partial α2 adrenergic agonist） IPL, PDL
Telangiectasia	PDL, IPL, Non-insulated micro-needle pulsed radiofrequency	Electrodesiccation IPL, PDL, Nd:YAG laser, or other lase

CEA, clinician erythema assessment; IPL, intense pulsed light, PDL, pulsed dye laser.

6. 一氧化氮角色測試：門診羥鈷胺測試40分鐘後臉紅變
   化。

為了方便對照，表13、14列出黃輝鵬醫師、全球治療共
識和幾個國家最新的治療共識或指引的摘要。[1,2,16-18]

2020 Brazilian Consensus	2021 British Guideline	2019 Spanish Consensus
Soothing masks with chamomile, feverfew, green tea etc. Intradermal botulinum toxin A	Oral propranolol Topical brimonidine	1st-line therapy 　Topical brimonidine 　Topical brimonidine + vascular laser therapy or IPL 2nd-line therapy 　Oral β-blockers（off-label）
Topical α-adrenergic agonists（brimonidine） Pulsed light or laser Intradermal botulinum toxin A	PDL, Nd:YAG laser or IPL Topical brimonidine	1st-line therapy 　PDL, IPL 　Topical brimonidine 　PDL or IPL + topical brimonidine 2nd-line therapy 　Other vascular laser therapies 　Oral β-blockers（off label）
Electrocauterization Laser or pulsed light		1st-line therapy 　PDL, IPL 2nd-line therapy 　Electrodesiccation

表14. Treatment of inflammatory papules and pustules in patients with rosacea

Hui-Peng Huang	2017/2019 Global Rosacea Consensus（ROSCO）
High *Demodex* density Topical ivermectin with proper combination（doxycycline, 1st week-low potency steroid）to prevent flare Low *Demodex* density 1st line Local: metronidazole or azelaic acid Systemic: doxycycline 2nd line Oral isotretinoin	Mild Local: azelaic acid, ivermectin, metronidazole; Systemic: doxycycline Moderate Local: azelaic acid, ivermectin, metronidazole; Systemic: doxycycline Severe Local: ivermectin; Systemic: doxycycline, isotretinoin

3.2.2 玫瑰斑治療的作用機轉和病因病理路徑的作用標的[9,17-22]

　　玫瑰斑的治療我們以依據表型爲基礎，進一步發展出路徑層次和作用標的治療，綜合文獻和我們的研究，治療玫瑰斑的外用、系統、注射藥物以及光電儀的作用和機轉摘要於表15。路徑層次和作用標的治療摘要於表16，病因病理路徑的作用標的和治療選項摘要於圖98。

　　蠕形蟎蟲和紫外線引發先天免疫反應，[9] 這兩條路徑可以在源頭截斷，紫外線靠防曬卽可，蟎蟲檢驗密度過高的病人治療則使用抗蟎蟲藥物，例如外用ivermectin[23,24]和permethrin，[25] ivermectin結合 GABA 或谷氨酸門控（glutamate-gated）氯離子通道，麻痺無脊椎動物

2020 Brazilian Consensus	2021 British Guideline
Mild/moderate Local: azelaic acid, ivermectin, metronidazole; Systemic: doxycycline Other options: tetracycline, azithromycin, limecycline, minocycline, topical alpha-agonists, sulfacetamide, calcineurin inhibitors, topical retinoids Severe Topical ivermectin Oral doxycycline（40 mg/day） Oral isotretinoin（0.25---0.3 mg/kg/day）	Offer Topical ivermectin, metronidazole or azelaic acid an oral antibiotic （severe cases） Consider minocycline foam Consider low-dose isotretinoin, e.g., 0.25 mg kg-1 （persistent and severe cases; when a course of oral antibiotics has failed, or to avoid long-term antibiotic prescribing））

（線蟲）的運動神經元和咽肌肉細胞，麻痺或飢餓致死。[26] Ivermectin殺蟎蟲治療同時應根據病人狀況擬定預防玫瑰斑惡化的配套治療（表17）。[24,27] 口服isotretinoin 抑制單核細胞TLR-2的表現和後續的發炎細胞激素反應，[11] carvedilol抑制巨噬細胞中的TLR2/KLK5/cathelicidin反應路徑。[28] Azelaic acid的抗發炎反應可能是透過抑制KLK-5，減少活性氧物（ROS），和抑制紫外線誘發的促炎細胞激素（UVB-induced upregulation of proinflammatory cytokines），[6,9] 其他抑制促炎細胞激素和趨化因子的藥物包括doxycycline、ivermectin、metronidazole和鈣調磷酸酶抑制劑（calcineurin inhibitors）。Doxycycline抗發炎效果來自間接抑制KLK-5及抑制MMPs，另外也有抑制一氧化氮合成酶的作用。[9] Ivermectin 抑制表皮KLK-5基因表現[29] 以及

抑制促炎細胞激素產生的 NF-κβ 途徑。[30] Metronidazole抗發炎和免疫抑制作用機轉不明，可能與減少活性氧物有關。[4,5]鈣調磷酸酶抑制劑阻止T細胞活化，進而減少促炎細胞激素產生。[9]

　　神經血管失調反應方面，人類的有毛皮膚存在兩套交感神經分枝支配血管張力，一個是腎上腺素血管收縮系統（adrenergic vasoconstrictor system），另一個是乙醯膽鹼主動血管擴張系統（cholinergic active vasodilator system），後者不存在於無毛皮膚包括手掌、腳掌和嘴唇。前者在正常溫度和休息狀態維持適當血管收縮張力，當皮膚和核心溫度下降時變得更活耀。身體核心溫度上升會活化乙醯膽鹼主動血管擴張系統，引起皮膚血流量大幅增加。[31] 急性壓力皮膚血管收縮周邊血液的流入，以及β3-腎上腺素受體上調棕色脂肪組織（brown adipose tissue）產熱效應，導致核心體溫上升，[32,33] 另外，運動時肌肉產生的能量有八成轉化為熱提高核心體溫，核心體溫上升進一步引起皮膚乙醯膽鹼交感神經反應血管擴張。[19,31] 玫瑰斑誘發因子（例如熱、壓力和焦慮情緒）無法完全排除，只能在路徑上的幾個標的加以控制。把熱刺激和運動的臉潮紅機轉抑制下來，玫瑰斑病友幾乎可以正常運動。另一方面，急性壓力和核心溫度上升引起的皮膚乙醯膽鹼交感神經反應潮紅，可以用肉毒桿菌毒素A抑制，[19] 臨床上黃輝鵬醫師用「算術和等長握力試驗」觀察是否有潮紅反應，據以預測肉毒桿菌毒素A的療效和是否需要再次肉毒治療。臉部溫度過高（洗熱水澡時間過長、吹乾頭髮、煎魚）和長時間運動引起的延長性潮紅，可能和血管內一氧化氮有關，[20] 玫瑰斑患者的誘導型一氧化氮合成酶（iNOS）比正常人還高，[34] 羥鈷胺可以抑制包含iNOS在內的三種一氧化氮合成酶，以及和一氧化氮結合形成配體（ligand）[35]，因此可用羥鈷胺退紅斑或預防延長性潮紅。[21] 但是，神經性玫瑰斑的病人用羥鈷胺反而會惡化紅斑和潮紅，惡化的機轉不明，值得注意的是 Kayoung Han醫師們研究發現慢性壓力老鼠的nNOS mRNA 顯著降低，慢性壓力導致一氧化氮表達中間神經元（nNOS -expressing interneurons）功能障礙，造成神經血管偶聯反應（coupling）損傷。[36] 急性焦慮和壓力狀態誘發戰鬥或逃命反應（fight or flight response），是交感神經系統活化，經由腦下垂體→腎上腺分泌兒茶酚（catecholamines）和cortisol到血液，導致心臟、腦部、和骨骼肌血管擴張，皮膚和消化系統血管收縮，核心體溫上升繼而引起皮膚血管擴張，乙型拮抗劑如carvedilol 和propranolol有抗焦慮作用，抑制血管擴張和抑制noradrenaline的產熱效應。[33] 傳明酸（tranexamic acid）減輕紅斑的機轉可能是抑制Protease-Activated Receptor-2（PAR-2），重建表皮屏障，上調endothelin-1致血管收縮，同時也有抑制plasmin引發的血管新生。[37-40]

表15. 玫瑰斑治療藥物及光電儀器的作用和機轉

	Effects（作用）	Mechanism（機轉）	評論
Ilvermectin（topical）	Anti-parasite, Anti-inflammation	Binds GABA- or Glutamate-gated chloride ion channel, inhibits NF-κβ pathway then decreases the production of proinflammatory cytokines	蟎蟲減少有助於改善紅斑和丘疹膿皰。
Azelaic acid（topical）	Anti-inflammation	Reduces ROS, inhibits UVB-induced upregulation of proinflammatory cytokines, inhibits cathelicidin and KLK5 activity	文獻是15%乳膏，台灣只有20%乳膏，比較刺激。
Metronidazole（topical）	Anti-inflammatory or immunosuppressive actions	Unclear, reduces and inactivates ROS	台灣只有凝膠
Brimonidine（topical）	α2-adrenergic receptor agonists	Vasoconstriction of cutaneous arterioles	Paradoxical erythema reaction and allergic contact dermatitis
Tacrolimus, pimecrolimus（topical）	Anti-inflammatory properties of calcineurin inhibitors	Blocks T cell activation and thereby reduce the further release of proinflammatory cytokines	可能引起rosacealike dermatitis
Tranexamic acid soaking	Restore barrier function Vasoconstriction	Inhibits Protease-Activated Receptor-2, suppress Plasmin-induced angiogenesis, upregulate endothelin-1	Reduces erythema
Doxycycline, minocycline	Anti-inflammation	Inhibits MMPs, indirectly inhibits KLK-5, inhibits the NO synthase	The subantimicrobial dose is preferred
Isotretinoin（Oral）	Downregulate TLR-2 expression	Downregulate TLR-2 expression, atrophy of sebaceous glands	

Propranolol	Non-selective（β1,2-）adrenergic receptor antagonist, anti-anxiety	Vasoconstriction	Side effect: Bradycardia and hypotension
Carvedilol	Nonspecific β-adrenergic receptor antagonist, antioxidant, alleviate the inflammatory reaction, anxiolytic effect	Vasoconstriction of dermal vasculatures, inhibit the TLR2/KLK-5/ cathelicidin pathway in macrophages	A third-generation β-blocker should be a first-choice β-blocker
Gabapentin or pregabalin	Anti-epileptic activity.	Binding alpha2-delta Type 1 protein, reduced neurotransmitter releasing such as substance P, CGRP, noradrenaline and acetylcholine	Treatment for neurogenic rosacea
Hydroxocobalamin	NO scavenger	Inhibit all three isoforms of NO synthases, reversible binding to NO	
Botulinum toxin A	Decrease sympathetic flushing triggered by whole body heat and stress	Blockage of skin sympathetic cholinergic nerve cotransmitters. Inhibits mast cell degranulation, cleaves SNAP25 protein	
Hydroxychloroquine	Inhibits the infiltration and activation of mast cells	Inhibiting KCa3.1-mediated Ca^{2+} signaling	
Pulsed dye laser	Selective photothermolysis	Decrease in the immunoreactivity of substance P-positive nerve fibers, remodeling of dermal collagen	
Intense pulsed light	Selective photothermolysis	Remodeling of dermal collagen and vascular structure	

KLK-5, kallikrein related peptidase 5; NO, nitric oxide; ROS, reactive oxygen species; TLR-2, Toll-like receptor-2.

表16. Pathway-level or target treatment for rosacea

Trigger factor	Test	Phenotype of rosacea	Treatment
Demodex	TSM, SNS, SSSB（1+2）, RCM	Papule/pustules Persistent erythema	Topical ivermectin
Anxiety		Persistent/transient erythema	β-adrenergic blockers
Stress Whole body heat	Mental arithmetic or isometric handgrip provokes flushing	Persistent/transient erythema	Botulinum toxin A
Prolonged local heat Prolonged exercise		Persistent/transient erythema	Hydroxocobalamin
TSM, thumbnail-squeezing method; SNS, superficial needle scraping; SSSB（1+2）, two consecutive standardized skin surface biopsy; RCM, reflectance confocal microscope.			

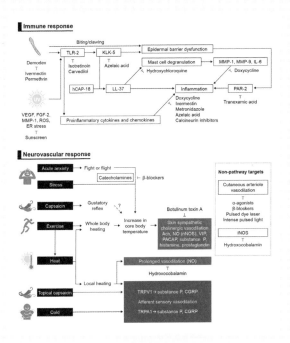

Immune response

Biting/clawing

Demodex / Ivermectin / Permethrin → TLR-2 → KLK-5 → Epidermal barrier dysfunction

TLR-2 ⊥ Isotretinoin / Carvedilol

KLK-5 ⊥ Azelaic acid

Mast cell degranulation → MMP-1, MMP-9, IL-6

Mast cell degranulation ⊥ Hydroxychloroquine

MMP-1, MMP-9, IL-6 ⊥ Doxycycline

hCAP-18 → LL-37 → Inflammation ← PAR-2

Inflammation ⊥ Doxycycline / Ivermectin / Metronidazole / Azelaic acid / Calcineurin inhibitors

PAR-2 ⊥ Tranexamic acid

VEGF, FGF-2, MMP-1, ROS, ER stress ⊥ Sunscreen → Proinflammatory cytokines and chemokines

Neurovascular response

Acute anxiety → Fight or flight

Stress → Catecholamines ⊣ β-blockers

Capsaicin → Gustatory reflex

Exercise → Whole body heating → Increase in core body temperature

Heat

Botulinum toxin A → Skin sympathetic cholinergic vasodilation Ach, NO (nNOS), VIP, PACAP, substance P, histamine, prostaglandin

Local heating

Topical capsaicin

Cold

Prolonged vasodilation (NO) ⊥ Hydroxocobalamin

TRPV1 → substance P, CGRP
Afferent sensory vasodilation
TRPA1 → substance P, CGRP

Non-pathway targets

Cutaneous arteriole vasodilation ⊥ α-agonists / β-blockers / Pulsed dye laser / Intense pulsed light

iNOS ⊥ Hydroxocobalamin

圖98. 玫瑰斑的外用藥物、系統藥物、注射藥物、光電雷射治療與與病因病理路徑的作用標的。蠕形蟎蟲和紫外線引發先天免疫反應，這兩條路徑可以在源頭截斷，紫外線靠防曬即可，蟎蟲檢驗密度過高的病人用抗蟎蟲藥物治療，殺蟎蟲治療同應根據病人狀況擬定預防玫瑰斑惡化的配套治療。神經血管失調反應方面，誘發因子無法完全排除，只能在路徑上的幾個標的加以控制，例如全身核心溫度上升和壓力（心理或身體）引起皮膚交感神經反應血管擴張，可以用肉毒桿菌毒素抑制。臉部溫度過高（洗熱水澡或吹乾頭髮時間過長）和激烈運動引起的延長性潮紅，可以用羥鈷胺退紅或預防。把熱刺激和運動重要的臉潮紅機轉抑制下來，玫瑰斑病友就可以安心的運動鍛鍊身體。急性壓力和焦慮引發戰鬥或逃跑模式，乙型結抗劑如carvedilol和propranolol抑制身體對激素腎上腺素的反應，造成心率變慢、血壓下降以及抑制棕色脂肪組織的產熱效應。非路徑標的方面，α2-Adrenergic agonis（t clonidine、外用brimonidine和oxymetazoline）和乙型結抗劑收縮皮膚細動脈，脈衝染料雷射和脈衝光選擇性血紅素熱吸收凝固血管。玫瑰斑病人的誘導型一氧化氮合成酶（iNOS）比正常人還高，hydroxocobalamin可以抑制iNOS。T表示預防或治療方式。**參考文獻**：Modified from Rosacea: Molecular Mechanisms and Management of a Chronic Cutaneous Inflammatory Condition. Int J Mol Sci. 2016;17（9）.

3.3 治療迷思破解

3.3.1 抗蠕形蟎蟲治療對於丘疹膿皰型玫瑰斑有什麼好處？

針對丘疹膿皰型玫瑰斑蠕形蟎蟲多者，殺蟲治療的好處如下：1.治療膿皰成功率高；2.不需維持治療；3.延長無丘疹膿皰期。反對殺蟲治療的醫師可能認為成功率只差10%，疾病緩解期只多一個月，[40] 臨床價值有限。其實治療成功率和疾病緩解期這兩項透過提高劑量、延長治療時間、預防或及時處理玫瑰斑早期惡化、先治丘疹後殺蟲等方法提高療效，當蠕形蟎蟲降低到達正常值，疾病緩解期可以延長四倍（圖22）。有些病人殺了蠕形蟎蟲之後仍然有分散的很淺很小的膿皰，這個時候可以給予褐黴素（fusidic acid）治療。丘疹膿皰型玫瑰斑殺蟲膿皰消失後可以視為紅斑血管擴張型玫瑰斑。這時紅斑也會降1-2 級。有膿皰的紅斑好像大部分比較容易治療。但是，也有例外。反對丘疹膿皰型玫瑰斑殺蟲的醫師可能會說，吃A酸也有效。是沒錯，但是停A酸的後果呢？就是有病人停不了A酸，一停A酸就復發膿皰。

3.3.2 有哪些疾病和玫瑰斑膿皰一起存在時會影響膿皰的治療結果？

臨床上我們發現至少有4種共病會影響玫瑰斑膿皰的治療結果：1.幽門桿菌感染（H. pylori infection），這種病人需加上治療幽門桿菌，否則膿皰療效不好。2.嗜伊紅性化膿性毛囊炎（EPF），這種情況常常丘疹比膿皰多，殺蟲與治療玫瑰斑只有部分效果，需要加上indomethacin才會成功。3.口周皮膚炎（perioral dermatitis），治療前大抵就有考慮到這個疾病，給予azithromycin或clarythromycin，效果會更顯著。前面三種疾病沒有治療共病，結果只有部分療效，4.分散的很淺很小的膿皰，這又可以有兩種情況，一種是玫瑰斑有蠕形蟎蟲的膿皰消失後，過一陣子長出沒蟲的膿皰；另一種是殺蟲治療蟲沒有了，膿皰只是減少，這種分散的表淺膿皰需要靠弱效外用類固醇或者是褐黴素來治療。

3.3.3 殺蟲藥外用ivermectin應該要怎麼使用比較適當呢？

3.3.3.1 篩選病人

丘疹膿皰玫瑰斑的病人有92%的蠕形蟎蟲密度過高，換句話說還有8%的病人是正常值。[41]使用外用ivermectin，如果排除蟎蟲量正常的病人，那麼臨床上的治療效果應該會大幅的提高。治療前檢驗蠕形蟎蟲應該是很重要的一個步驟，各種檢驗方法的優缺點詳列於表4。

3.3.3.2 單次劑量

首先在原廠的仿單建議一天一次，臉上的五個區，額頭、鼻子、下巴和雙頰各一個碗豆大小（pea size）的量，在2015年原廠發表的治療效果是丘疹膿皰型的玫瑰斑有83%的病人丘疹膿皰完全或幾乎完全消失。[42] 長期追蹤，50%病人維持115天沒有復發丘疹膿皰。[43]

我們的研究發現，外用ivermectin的殺蟲效果與使用劑量有關，一天使用五個小豌豆的量、一天用兩個指節的量一次、以及兩個指節的量兩次比較，殺蟲效果遞增（圖57）。兩個指節的量相當於一公克。

3.3.3.3 治療時間

外用ivermectin治療時間和丘疹膿皰療效有關，根據Taieb他們的研究顯示使用12和16個星期，丘疹膿皰減少比例分別是-75.7%和-83%。[42] 在我們的一份35例丘疹膿皰型玫瑰斑病人的統計，發現24例是屬於治療成功也就是丘疹膿皰完全消失或幾乎完全消失，另外有11個病人臨床上有進步但是還沒到成功的程度，我們發現這兩組病人外用ivermectin的總劑量統計上沒有差異，但是用藥時間有顯著差異，治療時間在治療成功這一組是8.0±3.8週（4-16週），臨床進步這一組是4.8±1.9週（2-8週）。所以即使是使用量一樣，把治療時間拉長也可以提高丘疹膿皰治療的效果（圖49，50）。

3.3.3.4 停藥時的蟎蟲密度

蠕形蟎蟲最終密度越低療效越好，前述這兩組病人治療成功這一組的最終平均蟎蟲密度是7.5 ± 2.2每平方公分，在正常範圍內，而治療進步這一組治療後平均23.4 ± 10.7隻蟲每平方公分，是正常值的兩倍，結論是拉長治療時間有助於降低蠕形蟎蟲的量即使使用的總劑量沒有增加（圖49，50）。

我們追蹤2017年所有使用外用ivermectin的玫瑰斑病人，這些病人都是蠕形蟎蟲過高，四年半的追蹤研究發現63例有完整蠕形蟎蟲密度紀錄的復發病人，最終平均蟎蟲密度是8.1 ± 1.95隻蟲/cm^2，兩次治療首日的間隔時間平均是20 ± 10.3個月，中位數是18個月。這兩個研究結果顯示蠕形蟎蟲最終密度落到正常值，有比較高的療效和比較長的無疾病時間（圖22）。

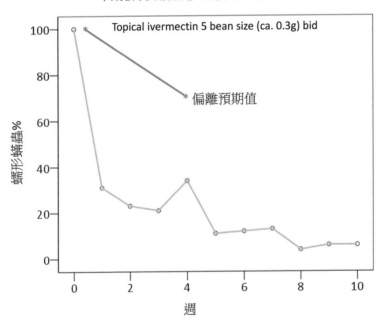

圖99. Ivermectin 1% 乳膏治療期間監測蠕形蟎蟲密度，可以評估是否偏離蟎蟲減少的平均曲線，如果乖離太遠（藍色曲線），需要仔細探究原因。橘色是平均蟎蟲密度下降曲線。

3.3.3.5 治療期間的蠕形蟎蟲密度監測

　　治療期間應該密切注意臨床症狀和蟎蟲密度的變化，我們有「拇指擠壓驗蟲法」取自23位使用ivermectin乳膏的的病人資料，畫出時間與蠕形蟎蟲密度曲線，治療中的病人可以對照曲線，了解是否在平均進度上？如果偏離曲線太遠（圖99）必須仔細評估是否單次藥量不夠？有無按時擦藥？有無抗藥性出現？是否需加入口服 isotretinoin 或第二線抗蟲藥？

3.3.4 持續大量使用ivermectin乳膏有無相對等的臨床效益？

　　在每天藥量1公克之下，前1-2週蠕形蟎蟲會大量減少，之後減少的曲線變平（圖99），前兩星期好比百米衝刺，之後是長跑延長賽，理論上一個月之後減少藥物用量為每天0.5公克，同時拉長治療時間是合乎學理的。

3.3.5 外用ivermectin高劑量有沒有缺點呢？

　　的確，ivermectin乳膏使用的劑量會影響殺蟲效力、臨床治療效果和治療時間的長短。Taieb他們的研究每天5個豌豆大小的藥量，副作用只記錄到皮膚的刺激性、癢感、和熱感，並沒有特別提到丘疹膿皰或者紅斑惡化。[42] 然而，我們開始使用ivermectin乳膏發現有一位病人只是連續三天，一天一次，一次一顆豌豆大小的量，也引起丘疹膿皰和紅斑惡化。

在大約0.3公克一天兩次的病人裡面，我們發現臨床上惡化的病人幾乎都是在第一個禮拜發生，於是我們觀察使用ivermectin乳膏之後臉上8小時、12小時、24小時、兩天、三天、四天、五天、六天、七天、十四天的臉上蠕形蟎蟲的變化，用我們發明的拇指擠壓法觀察蟎蟲的型態，發現在第12個小時開始有死蟲出現，一個禮拜內都有機會看到很多死蟲，甚至整坨死蟲塞在毛囊的固態皮脂裡面。第一週以後就很難找到死蟲，如果有也是零零落落的分散一兩隻，這讓我們懷疑第一個禮拜的短期惡化很可能是死蟲堆積在毛囊裡面所引起免疫反應，進而惡化丘疹膿皰。使用大劑量的ivermectin乳膏，殺蟎蟲更快速，也有機會讓惡化反應機會增加，幸好我們有很好的方式預防惡化發生。[27]

3.3.6 預防外用ivermectin早期惡化用什麼方法呢？

抗蟎蟲治療要注意預防早期惡化，特別要注意哪些早期惡化高風險的病人，包括丘疹膿皰型玫瑰斑、事前用過外用類固醇者、過去使用ivermectin乳膏有惡化者、單獨使用ivermectin乳膏者。早期惡化發生的機率，可能機轉和建議預防方法摘要於表17。

表17. 外用ivermectin早期惡化發生的機率，可能機轉和建議預防方法摘要

	機率	可能機轉	建議
類固醇使用至今，突然停藥	100%	1.類固醇反彈 2.大量死蟎蟲滯留毛囊內	延續使用類固醇一至二星期
丘疹	75%	不明	先消炎再殺蟲
丘疹膿皰	38%	大量死蟎蟲滯留毛囊內	弱效類固醇局部使用一星期
單用ivermectin乳膏	24%	大量死蟎蟲滯留毛囊內	弱效類固醇局部使用一星期或併用carvedilol
Ivermectin乳膏併用carvedilol	5.4%	大量死蟎蟲滯留毛囊內	弱效類固醇局部使用一星期
Ivermectin乳膏弱效類固醇局部使用一星期	1.4%	1.類固醇強度不夠 2.沒有確實使用類固醇 3.大量死蟎蟲滯留毛囊內	確實預防性使用類固醇一星期

3.3.6.1 先查清楚病人先前與現在使用外用類固醇的情況

　　已經使用一段時間外用類固醇的蠕形蟎蟲過高的病人，在治療蟎蟲時，必須謹慎小心，因為外用類固醇已經壓抑免疫反應一段時間了，如果貿然停止類固醇，極有可能讓原本的丘疹膿皰反彈出來，再加上外用ivermectin殺死蟎蟲的第一週會有很大量的死亡蠕形蟎蟲堆積在毛囊內來不及排到體外，

更加可能引起短期丘疹膿皰和紅斑的惡化反應（圖100），發生率接近100%。比較保守的治療方式包括持續使用類固醇一個禮拜，如果病人有類固醇引起的皮膚萎縮、血管擴張、和敏感脫屑，第二個禮拜開始改用普特皮0.1%油膏治療，普特皮因為有灼熱、搔癢的副作用，建議從少量開始使用，外用 ivermectin 也是從少量開始，再逐漸增加藥物用量到兩個指節，避免一下子毛囊內堆積太多死蟲，增加惡化的風險。

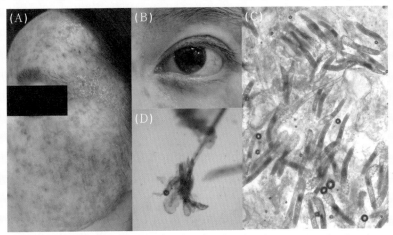

圖100. 一位31歲女性主訴兩星期前突然出現（A）臉上有大面積丘疹膿皰和黃色結痂，（B）眼瞼也有黃色結痂和膿皰，回溯病史，這位病人過去4年來曾經被當成青春痘和玫瑰斑治療，最近半年使用類固醇，一個月前開始而出現幾顆小膿皰，兩個禮拜前因為忘了吃類固醇，隔天臉上就爆發丘疹膿皰，（C）拇指擠壓法驗出臉上每平方公分528隻蟎隻，（D）拔四根睫毛發現13隻蟎蟲。

3.3.6.2 預防性弱效類固醇

　　在玫瑰斑的病人使用大劑量的外用ivermectin治療，可以預期臨床改善比較快速，和比較長的疾病緩解時間，但是要面對可能比較高比例的第一個禮拜玫瑰斑惡化的風險。有強烈的證據懷疑大量死蟲堆積在毛囊裡面，外骨骼幾丁質和蟲體內的微生物引起的先天免疫反應和後天免疫反應，幸好這些免疫反應可以用外用類固醇來治療或預防。因此在使用ivermectin乳膏的第一星期，我們可以預先給予最弱效的類固醇，點狀塗抹在已存在的或者是因為殺蟲後才出現的膿皰，或者新出現和惡化的紅斑位置。2020年7月到12月我們有178個玫瑰斑病人同時有蠕形蟎蟲增生，給予每天兩指節的治療，同時第一個禮拜給弱效類固醇（clobetasone butyrate），結果在可追蹤的146人裡面只有兩例（1.4%）第一個禮拜的早期惡化，[27]追根究底這兩個病人是因為他開始發生第一顆膿皰惡化的時候，不敢用我們建議的外用類固醇，隔天就增加很多丘疹膿皰。

3.3.6.3 合併carvedilol或其他消炎藥物

　　外用ivermectin合併口服carvedilol可以有效降低早期惡化，在我們的臨床研究，單獨使用外用ivermectin的玫瑰斑病人有24%第一個禮拜發生惡化，反觀ivermectin乳膏合併口服carvedilol 22人只有4.5%有早期惡化，[24] 可能的解釋是carvedilol可以抑制巨大細胞的先天免疫（TLR-2）的表現，這是根據2021年J Zhang 的研究報告。[28] 其他有消炎性質的藥物可能也有機會減少早期惡化的發生，特別是對於純粹丘疹的玫瑰斑，doxycycline扮演很重要的角色，只是我們的案例數目有限，沒有根據這些藥物去做統計。純粹丘疹的玫瑰斑使用ivermectin乳膏惡化發發生率75%，建議先口服doxycycline和外用metronidazole消炎再殺蟲比較安全妥當。

3.3.6.4 特殊洗臉方式排出死掉的蠕形蟎蟲

　　早期惡化強烈懷疑跟死去的蟎蟲堆積在毛囊內有關，因此可以在第一週洗臉時用有泡沫的洗面乳急速地搓捏臉上皮膚，藉由乳化和軟化排出堆積在毛囊裡面的一坨坨的死蟲。膿皰丘疹、紅腫及神經性玫瑰斑不建議搓捏，怕刺激皮膚。其他情況病人會告訴你，這樣洗臉，洗完好舒服清爽。這種洗臉方法我們稱爲「爆漿洗臉法」。

3.3.7 如何爲病人設計適合的外用ivermectin劑量？

　　到目前爲止我們講過的重點就是確定有蠕形蟎蟲增生的情況才會用到外用ivermectin，也只有檢驗蟎蟲的密度才能確定是不是蟎蟲過多。玫瑰斑的病人合併蠕形蟎蟲過多可以使用的劑量包括每天五個碗豆大小的量、或一公克（兩個食指指節）、或者是兩公克一天。到底什麼情況我們要用低劑量？什麼情況要用高劑量？什麼情況高低劑量都無所謂呢？

　　首先，如果是一個一般的病人，從輕度到中度，就是臉紅、毛孔擴大的表現，你可以用低劑量也可以用高劑量，差別只在於治療恢復穩定的時間的快慢，跟將來維持穩定的時間的長短。

如果今天是一個很想要懷孕的病人，你用別的藥物像百滅靈（permethrin）慢慢醫治，或者你用外用ivermectin在二到四星期的時間把整個玫瑰斑和蟎蟲治好。在這麼短的時間完成一個治療療程，只有大劑量一天兩公克，才可以達標，所以那些配套的預防早期惡化的措施一定要做得很完整。

　　那麼，有那些情況不適合用大劑量呢？玫瑰斑表現是丘疹為主的，用量甚至一開始不要用到五個豌豆，用兩個豌豆先嘗試看看他有沒有變惡化，這種病人最怕變成肉芽腫反應，低劑量外用ivermectin搭配一些消炎的藥物尤其是doxycycline一起治療會比較安全。外用ivermectin引起刺激性反應的病人，也是需要少量使用，這類病人可以出現水泡、紅斑加重或新的紅斑，延遲性出現者更需要留意。前臂貼膚試驗可以分辨有無ivermectin過敏反應。

3.3.8 同樣在殺蟲，為什麼我的膿皰會卡關？

　　很多網友有同樣困擾，明明擦了四條ivermectin乳膏，為什麼膿皰還不消？其實臉上膿皰不是玫瑰斑的專利，玫瑰斑也不是只有蠕形蟎蟲一項誘因，詳細評估、正確診斷、事前和治療結束的檢驗蠕形蟎蟲的密度很重要，沒驗蟎蟲如同瞎子摸象，效果不好或很快復發可以預期。我們門診事前驗蟲超標才用殺蟲藥，事後驗蟲降到正常值才停藥，追蹤4.5年，比較病人沒有丘疹膿皰的時間，我們有驗蟲加上綜合療法的中位數是18個月，文獻不驗蟲抹四個月外用ivermectin的病人是3.8個月，足足是4倍之久，兩相比較結論是驗蟲的密度很重要。

臉上很多疾病需要和蠕形蟎蟲區分，也有一些疾病可能和蠕形蟎蟲一起存在，因此驗蟲和確診息息相關。玫瑰斑丘疹膿皰病人，有蟲殺蟲就天下太平了嗎？以下是一些不順利的狀況：

一、發生外用ivermectin引起的早期惡化。

二、都是丘疹，通常耗時3-9個月，平均4.5個月丘疹才完全消失。

三、丘疹膿皰用殺蟲藥後改善，但就是沒有完全好，要考慮1.殺蟲效果不夠，2.治療時間不夠長，3.蟎蟲抗藥性，4.合併玫瑰斑合併其他臉上膿皰症，譬如嗜伊紅性化膿性毛囊炎、合併一種分散性表淺膿皰性毛囊炎或是合併青春痘。

3.3.8.1 早期惡化

第一個遭遇到的問題是早期惡化，在前面的章節提過第一星期可能因為死掉的蠕形蟎蟲大量堆積在毛囊裡面引發免疫反應，雖然第一個禮拜使用弱效類固醇，點狀抹在已經存在或者因使用外用ivermectin才出現的丘疹膿皰上，有效降低惡化發生率從12.8%到1.4%，但是當我們遇到這種膿皰更多、臉更紅、或者是新的紅斑區塊的時候，還是應該暫時停用ivermectin，並且繼續使用外用類固醇，可以持續使用最弱的或者是再升一級的類固醇局部塗抹惡化區域，等到惡化現象消除之後，重新使用ivermectin。這時候我們的用量建議從½指節開始用起，慢慢再增加到一指節的量，然後持續ivermectin治療到丘疹膿皰完全消失。免疫反應通常目的是對抗蠕形蟎蟲，ivermectin乳膏早期惡化之後往往伴隨蟎蟲密度銳減，適當處理之後，臨床治療效果會很好。

3.3.8.2 丘疹比較難治療

玫瑰斑的丘疹膿皰裡有一群病人純粹是丘疹，臨床上治療效果比較難預測，早期惡化的發生率也比較高。我們分析10例以丘疹表現的玫瑰斑病人，全部都是女性病人，年齡28到58歲，平均值±標準差是44.4±7.6歲。都是高蠕形蟎蟲密度，有8個案例和外用ivermectin有關，其中2例是使用ivermectin乳膏第四天和第17天發生丘疹和紅斑，組織病理檢查顯示肉芽腫性皮膚炎，有epithelioid histiocytes聚集和Langhans巨大細胞。另外6個案例是玫瑰斑丘疹使用ivermectin乳膏治療後丘疹或紅斑惡化，乳膏劑量從1/2指節到2指節不等，這6例在第一個禮拜都有接受弱效外用類固醇塗抹丘疹。10例中有2例失去追蹤，另外8例中最後有6例治療結果丘疹消失或者幾乎完全消失，治療時間2到8個月，平均4.75個月。這6例都有使用doxycycline，其他藥物indomethacin一例有效，一例無效，另外兩例有效是合併使用doxycycline。口服isotretinoin只有一例使用每天10到20毫克15週，但是效果不理想。綜合以上，我們初步建議針對玫瑰斑丘疹病人，建議先用doxycycline一個月等丘疹緩解再開始用ivermectin乳膏，從低劑量開始，早期低劑量外用類固醇對丘疹還是有幫助的（圖101）。

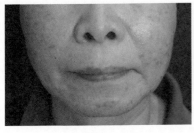 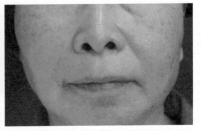

治療前   2.5個月

圖101. 56歲女性有固定紅斑和丘疹,給予doxycycline,fexofenadine,
ivermectin乳膏和弱效類固醇,丘疹6週消失,但是蠕形蟎蟲密度仍高達
128/cm²,經再加入4週口服A酸(isotretinoin 每天20毫克)之後驗不到蟎
蟲。

3.3.8.3 殺蟲效果不夠和蟎蟲抗藥性

    首先在外用ivermectin的劑量上,如果是大約5個碗
豆的量每天2次,滿一個禮拜蟎蟲可以減少75%,滿兩個禮
拜-67%,三個禮拜-77%,四個禮拜-78%,五個禮拜-85%
(圖99)。如果一個月蟎蟲數量減少不到50%,顯然殺蟲速
度不如預期,提高殺蟲效果的方法,首先,可以考慮提高外用
ivermectin的劑量。其次,配合口服carvedilol一起使用也可
以讓殺蟲效率提高。第三,拉長用藥時間也是提高治療效率的
好方法。第四,口服A酸有些病人可以看到兩個禮拜後蟎蟲的
體型變小,體型小的蟲比較容易被殺死。還有,搭配其他殺蟲
藥,例如permethrin也可以提高療效。

3.3.8.4 玫瑰斑合併其他臉上膿皰症

丘疹膿皰並不是玫瑰斑的專屬表現，其他臉上可能的膿皰症包括：嗜伊紅性化膿性毛囊炎，細菌性毛囊炎，非細菌性毛囊炎，青春痘等（圖102）。其中嗜伊紅性化膿性毛囊炎是最容易被忽略的。目前報告過的玫瑰斑合併嗜伊紅性化膿性毛囊炎都沒有典型太藤氏病（Ofuji's disease）的環狀斑塊和發炎後色素沉澱。[45] 治療玫瑰斑和蠕形蟎蟲的病人，如果部分改善卻剩下丘疹多於膿皰的表現，應該考慮切片病理檢查，或者使用indomethacin治療。

3.3.9 治療玫瑰斑一定要口服維生素A酸嗎？

我的玫瑰斑病友合併蟎蟲高者，使用口服維生素A酸的其實不多，在一個80案例的分析，有14人使用，一開始就用有5例（包括1例鼻瘤），其他9例治療後期才加入，理由是5例有蠕形蟎蟲抗藥性，另4例短蠕形蟎蟲比例竄升。精準醫療的前題當然是精準的事前和追蹤檢驗蠕形蟎蟲，真心推薦「拇指指甲擠壓驗蟲法」。

3.3.10 給懷孕與備孕玫瑰女孩的建議

對於顯微鏡檢驗確診蠕形蟎蟲過多的玫瑰女孩而言，懷孕與備孕的安全性非常重要。外用ivermectin對胎兒有安全有疑慮，根據研究顯示每天一次使用28天，經皮吸收的半衰期長達6.5天。我們診所遇過病友描述曾經懷孕期間使用而流產。孕婦可考慮百滅靈乳膏（permethrin）或 metronidazole gel。雖然藥效比較不理想，安全性屬B級，相對安全。

備孕有懷孕計畫的玫瑰女孩可考慮百滅靈乳膏（permethrin）或metronidazole gel，或是避孕一個月，早晚外用ivermectin各1公克（女性2-2.5食指指節）有機會兩星期殺蟲剩下3%。外用ivermectin高劑量高療效短療程，需預防可能的膿皰惡化。

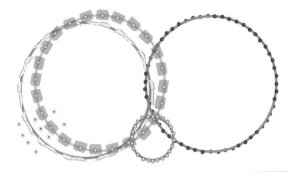

	Papulopustular demodicosis (丘疹膿皰型蠕形蟎蟲病)
	Rosacea (erythema and papulopustules) (玫瑰斑)
●	Acne vulgaris (青春痘)
○	Idiopathic superficial pustular folliculitis of the face (ISPFF)（特發性臉部表淺膿皰性毛囊炎）
⦿	Eosinophilic pustular folliculitis (嗜伊紅性膿皰性毛囊炎)

圖102. 臉上丘疹膿皰疾病可能同時存在或不同時序出現，因此精準確實的鑑別診斷對於治療效果非常重要。

3.4 黃輝鵬醫師診斷治療玫瑰斑的流程

3.4.1 臉部丘疹膿皰診斷與治療建議流程（圖103）

　　玫瑰斑的丘疹膿皰分布在中央臉部的，病人同時有中臉持續性紅斑，伴有隨可能誘因而週期強化時，診斷玫瑰斑就很明確，其他還有許多丘疹膿皰疾病會侵犯到臉中央，基本上缺乏玫瑰斑紅斑的特性，這些疾病包括青春痘，其特徵是白頭粉刺和黑頭粉刺；蠕形蟎蟲病通常沒有背景廣泛紅斑，沒有臉潮紅和血管擴張；化膿性嗜伊紅性毛囊炎，典型的又稱為太藤氏病（Ofuji's disease），常有環狀斑塊和發炎後色素沉澱，我們也發表論文報告過非典型的個案同時有蠕形蟎蟲病；口周皮膚炎以嘴巴周圍和鼻子周圍分布為主；臉部表淺化膿性毛囊炎，是一種目前無法歸類的疾病，和蠕形蟎蟲無關，對青春痘藥物沒有反應；以及顏面癬。眾多鑑別診斷各有治療方式不在此贅述。蠕形蟎蟲丘疹膿皰和臉部表淺化膿性毛囊炎如果病人同時有臉潮紅，應該要追蹤是不是將來有變成典型的玫瑰斑紅斑出現。

　　有些玫瑰斑的病人來就診時，臉上除了廣泛持續性的紅斑以外，還有丘疹的表現，丘疹可以是分散或者聚集在一起，可以是小顆粒如針尖、針頭大小、或者密密麻麻好像都融合在一起，這種有丘疹的玫瑰斑使用ivermectin乳膏治療有比較高的機會丘疹會長更多，即使沒有惡化，治療時間也會拉長到3-6個月。針對玫瑰斑丘疹病人，建議先用doxycycline一個月等丘疹緩解再開始用ivermectin乳膏，從低劑量開始，早期低劑量外用類固醇對丘疹還是有幫助的。

　　玫瑰斑的丘疹膿皰疹我們可以依照蠕形蟎蟲密度分成兩群，蟎蟲密度偏低者（拇指擠壓法蟲數<12/cm^2），治療依據表型（phenotype），以doxycycline，外用metronidazole，pimecrolimus治療丘疹膿皰；蠕形蟎蟲密度高者，再細分成丘疹膿皰和純粹是丘疹兩群，前者外用ivermectin建議藥量每天晚上兩個指節，搭配第一個禮拜局部使用弱效類固醇預防早期惡化，也可以加上carvedilol或doxycycline減少早期惡化發生的機率，至於這些病人的持續紅斑和潮紅可以用維生素B12 羥鈷胺，肉毒桿菌毒素A真皮注射，脈衝染料雷射和脈衝光或者脈衝式雙極微針電波治療。純粹是丘疹這一群病人，先用doxycycline一個月，等丘疹緩解再開始從低劑量使用ivermectin乳膏，第一週低劑量外用類固醇對丘疹還是有幫助的。必要時可以加上indomethacin提高療效，這一類病人通常紅斑的情況不需要特別治療。

　　有些醫師可能會質疑，既然80％的丘疹型玫瑰斑使用ivermectin乳膏會惡化，不用這個藥物不就沒事了？這個說法是不對的，因為我們的10個案例中有一個逃避ivermectin乳膏1-2年，病情每況愈下，最終還是要面對蠕形蟎蟲才得以完全清除丘疹。總結治療玫瑰斑丘疹膿皰的要點：一、蠕形蟎蟲密度，治療前要篩檢確認高或低，決定治療方向，治療後要確認降低到正常值才停止外用ivermectin，有助於延長不必治療的無疾病時間。二、ivermectin乳膏的使用劑量和治療時間，依照個案特性和需求選擇適合的劑量，治療時間要夠長到蟎蟲密度降到正常值。三、預防ivermectin乳膏引起的早期惡化，可以第一週使用弱效外用類固醇，也可以同時使用doxycycline或者carvedilol。四、純粹丘疹的病人要考慮使用doxycycline。

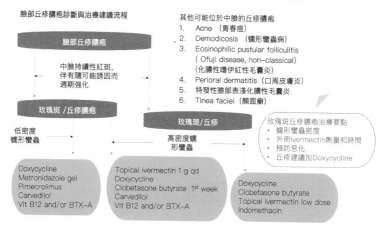

圖103. 臉部丘疹膿皰診斷與治療建議流程。中臉丘疹膿皰玫瑰斑病人同時有中臉持續性紅斑，伴有隨可能誘因而週期強化時，先依據蟎蟲密度和丘疹/丘疹膿皰分開考慮治療方式。丘疹考慮重點在防止殺蟲引起的惡化反應，這類病人的紅斑和潮紅通常比較不明顯。

3.4.2 治療玫瑰斑紅斑有哪些特別需要注意到的細節？

中臉持續紅斑除了玫瑰以外還有很多種斑鑑別診斷，固定紅斑符合隨誘發因子惡化就是玫瑰斑（圖104）可以用算術和等長握力試驗測試誘發潮紅幫助診斷（圖105），全球玫瑰斑共識建議依據表型治療（表11），黃輝鵬醫師的做法是玫瑰斑的誘發因子很多，找得到明顯誘因的玫瑰斑還是需要去除誘因，有些誘因可以預防，無法預防的比如蠕形蟎蟲、熱刺激、壓力和情緒壓力可以針對病因病理路徑裡的作用標的（target）治療。我們的輕中度玫瑰斑患者蠕形蟎蟲高者治療方式只殺蠕形蟎蟲，64%降至紅斑指數CEA一級，無需任何維持治療，停留在CEA一級的時間也很長（圖106）。高血壓患者要控制收縮壓120mmHg以下，避用鈣離子拮抗劑（calcium channel blocker），臨床最常遇到的是amlodipine，要避開熱源、熱食、熱飲，無法避免熱刺激者使用維生素B12羥鈷胺可抑制延長性的潮紅，願意用肉毒桿菌毒素的病人，可以阻卻全身熱刺激和壓力引起的皮膚交感神經反應臉潮紅，還可以抑制肥大細胞釋放顆粒反應。[44]乙型拮抗劑（carvedilol, propranolol）對壓力和焦慮的病人有不錯的療效。相對穩定期可給脈衝光IPL、脈衝染料雷射PDL、黃雷射yellow laser等等，還有一些新興治療譬如矽谷電波（Sylfirm）也有報告不錯的療效。神經性玫瑰斑，需要照會神經科或精神科，給與抗癲癇（anticonvulsant）和抗憂鬱藥（antidepressant）84%病人反應良好。玫瑰斑紅斑指數CEA四級的病人，如果伴隨灼熱刺痛或夜間熱潮紅者，通常治療困難度比較高，需要更優化的治療。Hydroxychloroquine抑制肥大細胞的活化和浸潤，對玫瑰斑紅斑和丘疹膿皰有一些治療效果。

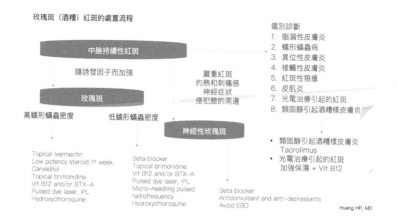

玫瑰斑（酒糟）紅斑的處置流程

中臉持續性紅斑

隨誘發因子而加強

玫瑰斑

高蟎形蟎蟲密度　　　低蟎形蟎蟲密度

嚴重紅斑
灼熱和刺痛感
神經症狀
侵犯臉的周邊

神經性玫瑰斑

鑑別診斷
1. 脂漏性皮膚炎
2. 蟎形蟎蟲病
3. 異位性皮膚炎
4. 接觸性皮膚炎
5. 紅斑性狼瘡
6. 皮肌炎
7. 光電治療引起的紅斑
8. 類固醇引起酒糟樣皮膚炎

Topical ivermectin
Low potency steroid 1st week
Carvedilol
Topical brimonidine
Vit B12 and/or BTX–A
Pulsed dye laser, IPL
Hydroxychloroquine

Beta blocker
Topical brimonidine
Vit B12 and/or BTX–A
Pulsed dye laser, IPL
Micro–needling pulsed
radiofrequency
Hydroxychloroquine

Beta blocker
Antionvulsant and anti–depressants
Avoid EBD

• 類固醇引起酒糟樣皮膚炎
Tacrolimus
• 光電治療引起的紅斑
加強保濕 + Vit B12

Huang HP, MD

圖104. 玫瑰斑紅斑的鑑別診斷和處置流程。中臉持續紅斑診伴有隨可能誘因而週期強化者診斷為玫瑰斑，玫瑰斑依據蟎蟲密度高低和神經性玫瑰斑分別考慮治療方式。

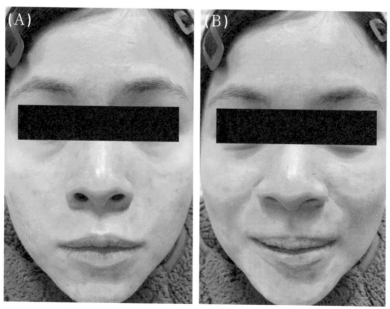

圖105. 算術測試誘發臉潮紅。（A）痤瘡患者同時有中臉輕微紅斑，（B）經過一連串減法測驗之後，臉紅明顯強化，顯示患者同時有玫瑰斑。

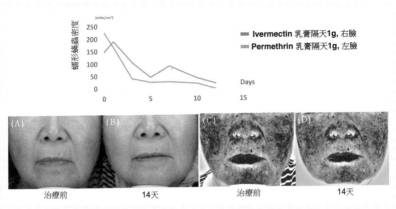

圖106. 抗蠕形蟎蟲藥物治療玫瑰紅斑。玫瑰斑病友接受右臉ivermectin 1%乳膏，左臉permethrin 5%乳膏治療，紅斑指數CEA治療前是3級，治療第14天是1級，蠕形蟎蟲密度右臉227蟲/cm^2 降到7隻蟲/cm^2（3%）左臉148蟲/cm^{2}降到 4隻蟲/cm^2（27%）。C和D是VISIA影像。

3.4.3 玫瑰斑診斷治療思緒總整理

　　玫瑰斑的鑑別診斷，看似簡單其實也不容易，各種不同情況或組合要抽絲剝繭，釐清病情是治療的基礎，治療方面雖然全球玫瑰斑共識會議根據表現型態治療，我們發現找出並去除致病誘因，以及針對誘因以下病理路徑與作用標的加以治療，通常有很好的治療效果，而且療效可以持續比較長的時間。殺蟲治療雖然結果令人非常滿意，但是過程可能一波三折，根據我們臨床資料的回顧統計分析，細分各種不同狀況，建議最佳趨吉避凶的治療原則（圖107）。玫瑰斑紅斑和潮紅如同海水退潮與漲潮，我們肉眼看到臉紅其實內涵著交感神經血管擴張、延長性血管擴張、免疫發炎相關血管擴張、感覺神經血管擴張和神經以外血管擴張（圖108），治療上需要多管齊下，相輔相成，很難只靠單一治療選項讓紅斑潮紅消失於無形。

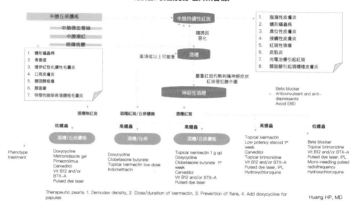

酒糟的鑑別診斷和治療

圖107. 玫瑰斑紅斑、丘疹、丘疹膿皰處置流程。首先是鑑別診斷，其次依照蠕形蟎蟲密度和表型分群，紅斑/丘疹膿皰再根據各分群的臨床反應特性表列治療選項與優先順序，紅斑和潮紅治療選項取決於壓力和熱刺激是否為誘因？血壓是否偏低？病情是否在穩定期？最後並提示治療重點（therapeutic pearls）。

（A）　　　　　　　　　　　　　（B）

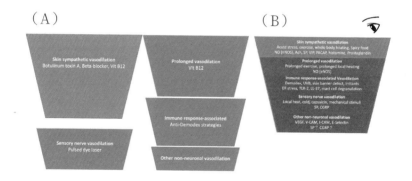

圖108：圖示玫瑰斑紅斑和潮紅五種成分的病因誘因（A）、牽涉介質（B）和治療選項（A），模擬患者臉上呈現的紅斑疊合後視覺強化效果（B），臨床可以依照個別成分的佔比強弱，依序或同時給於適當治療。

參考文獻

1. Tan J, Almeida LM, Bewley A, et al. Updating the diagnosis, classification and assessment of rosacea: recommendations from the global ROSacea COnsensus（ROSCO）panel. *Br J Dermatol*. 2017;176（2）:431-438.

2. Schaller M, Almeida LMC, Bewley A, et al. Recommendations for rosacea diagnosis, classification and management: update from the global ROSacea COnsensus 2019 panel. *Br J Dermatol*. 2020;182（5）:1269-1276.

3. van Zuuren EJ. Rosacea. *N Engl J Med*. 2017;377（18）:1754-1764.

4. Miyachi Y, Imamura S, Niwa Y. Anti-oxidant action of metronidazole: a possible mechanism of action in rosacea. *Br J Dermatol*. 1986;114（2）:231-234.

5. Miyachi Y. Potential antioxidant mechanism of action for metronidazole: implications for rosacea management. *Adv Ther*. 2001;18（6）:237-243.

6. Gollnick H, Layton A. Azelaic acid 15% gel in the treatment of rosacea. *Expert Opin Pharmacother*. 2008;9（15）:2699-2706.

7. Crawford KM, Russ B, Bostrom   Pimecrolimus

for treatment of acne rosacea. *Skinmed.* 2005;4
（3）:147-150.

8. Bamford JT, Elliott BA, Haller IV. Tacrolimus
effect on rosacea. *J Am Acad Dermatol.* 2004;50
（1）:107-108.

9. Woo YR, Lim JH, Cho DH, Park HJ. Rosacea:
Molecular Mechanisms and Management of a
Chronic Cutaneous Inflammatory Condition. *Int
J Mol Sci.* 2016;17（9）.

10. Kim JH, Oh YS, Choi EH. Oral azithromycin for
treatment of intractable rosacea. *J Korean Med
Sci.* 2011;26（5）:694-696.

11. Dispenza MC, Wolpert EB, Gilliland KL, et
al. Systemic isotretinoin therapy normalizes
exaggerated TLR-2-mediated innate immune
responses in acne patients. *J Invest Dermatol.*
2012;132（9）:2198-2205.

12. Jackson JM, Knuckles M, Minni JP, Johnson SM,
Belasco KT. The role of brimonidine tartrate gel
in the treatment of rosacea. *Clin Cosmet Investig
Dermatol.* 2015;8:529-538.

13. Logger JGM, Olydam JI, Driessen RJB. Use of
beta-blockers for rosacea-associated facial
erythema and flushing: A systematic review and
update on proposed mode of action. *J Am Acad*

Dermatol. 2020;83（4）:1088-1097.

14. Wu AK, Liu FF, Xie HF, et al. Clinical Features and Risk Factors for Nasal Rosacea: A Hospital-Based Retrospective Study. *Dermatol Ther（Heidelb）.* 2021;11（6）:1953-1963.

15. Chang DK, Savetsky IL, Avashia YJ, Rohrich RJ. A Safe, Modern Treatment of Rhinophyma: The 5-Step Technique. *Plast Reconstr Surg Glob Open.* 2020;8（6）:e2620.

16. Oliveira CMM, Almeida LMC, Bonamigo RR, Lima CWG, Bagatin E. Consensus on the therapeutic management of rosacea - Brazilian Society of Dermatology. *An Bras Dermatol.* 2020;95 Suppl 1（Suppl 1）:53-69.

17. Hampton PJ, Berth-Jones J, Duarte Williamson CE, et al. British Association of Dermatologists guidelines for the management of people with rosacea 2021. *Br J Dermatol.* 2021;185（4）:725-735.

18. Salleras M, Alegre M, Alonso-Usero V, et al. Spanish Consensus Document on the Treatment Algorithm for Rosacea. *Actas Dermosifiliogr（Engl Ed）.* 2019;110（7）:533-545.

19. Kellogg DL, Jr., Pérgola PE, Piest KL, et al. Cutaneous active vasodilation in humans is

mediated by cholinergic nerve cotransmission. *Circ Res.* 1995;77（6）:1222-1228.

20. Kellogg DL, Jr. In vivo mechanisms of cutaneous vasodilation and vasoconstriction in humans during thermoregulatory challenges. *Journal of applied physiology（Bethesda, Md : 1985）*. 2006;100（5）:1709-1718.

21. Huang YW, Huang HP, Hsu CK, Lee JY. Hydroxocobalamin: An Effective Treatment for Flushing and Persistent Erythema in Rosacea. *J Clin Aesthet Dermatol.* 2022;15（6）:42-45.

22. Metzler-Wilson K, Toma K, Sammons DL, et al. Augmented supraorbital skin sympathetic nerve activity responses to symptom trigger events in rosacea patients. *J Neurophysiol.* 2015;114（3）:1530-1537.

23. Schaller M, Gonser L, Belge K, et al. Dual anti-inflammatory and anti-parasitic action of topical ivermectin 1% in papulopustular rosacea. *J Eur Acad Dermatol Venereol.* 2017;31（11）:1907-1911.

24. Huang HP, Hsu CK, Lee JY. Rosacea with persistent facial erythema and high *Demodex* density effectively treated with topical ivermectin alone or combined with oral carvedilol. *Dermatologic therapy.* 2021;34（2）:e14899.

25. Koçak M, Ya li S, Vahapo lu G, Ek io lu M. Permethrin 5% cream versus metronidazole 0.75% gel for the treatment of papulopustular rosacea. A randomized double-blind placebo-controlled study. *Dermatology*. 2002;205（3）:265-270.

26. Atif M, Estrada-Mondragon A, Nguyen B, Lynch JW, Keramidas A. Effects of glutamate and ivermectin on single glutamate-gated chloride channels of the parasitic nematode H. contortus. *PLoS Pathog.* 2017;13（10）:e1006663.

27. Huang HP, Hsu CK, Lee JY. Topical ivermectin-induced transient flare of rosacea as a host reaction to killed *Demodex* mites preventable by short-term use of topical corticosteroid. *Dermatologic therapy.* 2022;35（7）:e15517.

28. Zhang J, Jiang P, Sheng L, et al. A Novel Mechanism of Carvedilol Efficacy for Rosacea Treatment: Toll-Like Receptor 2 Inhibition in Macrophages. *Frontiers in immunology*. 2021;12:609615.

29. Thibaut de Ménonville S, Rosignoli C, Soares E, et al. Topical Treatment of Rosacea with Ivermectin Inhibits Gene Expression of Cathelicidin Innate Immune Mediators, LL-37 and KLK5, in Reconstructed and Ex Vivo Skin Models. *Dermatol Ther*（*Heidelb*）. 2017;7（2）:213-225.

30. Zhang X, Song Y, Ci X, et al. Ivermectin inhibits LPS-induced production of inflammatory cytokines and improves LPS-induced survival in mice. *Inflamm Res.* 2008;57（11）:524-529.

31. Wong BJ, Hollowed CG. Current concepts of active vasodilation in human skin. *Temperature （Austin）*. 2017;4（1）:41-59.

32. Herborn KA, Graves JL, Jerem P, et al. Skin temperature reveals the intensity of acute stress. *Physiol Behav.* 2015;152（Pt A）:225-230.

33. Alawi KM, Aubdool AA, Liang L, et al. The sympathetic nervous system is controlled by transient receptor potential vanilloid 1 in the regulation of body temperature. Faseb j. 2015;29(10):4285-4298.

34. Moura AKA, Guedes F, Rivitti-Machado MC, Sotto MN. Inate immunity in rosacea. Langerhans cells, plasmacytoid dentritic cells, Toll-like receptors and inducible oxide nitric synthase （iNOS）expression in skin specimens: case-control study. *Archives of dermatological research.* 2018;310（2）:139-146.

35. Rochelle LG, Morana SJ, Kruszyna H, Russell MA, Wilcox DE, Smith R Interactions between hydroxocobalamin and nitric oxide（NO）:

evidence for a redox reaction between NO and reduced cobalamin and reversible NO binding to oxidized cobalamin. *J Pharmacol Exp Ther.* 1995;275（1）:48-52.

36. Han K, Min J, Lee M, et al. Neurovascular Coupling under Chronic Stress Is Modified by Altered GABAergic Interneuron Activity. *J Neurosci.* 2019;39（50）:10081-10095.

37. Li Y, Xie H, Deng Z, et al. Tranexamic acid ameliorates rosacea symptoms through regulating immune response and angiogenesis. *Int Immunopharmacol.* 2019;67:326-334.

38. Bageorgou F, Vasalou V, Tzanetakou V, Kontochristopoulos G. The new therapeutic choice of tranexamic acid solution in treatment of erythematotelangiectatic rosacea. *Journal of cosmetic dermatology.* 2019;18（2）:563-567.

39. Zhong S, Sun N, Liu H, Niu Y, Chen C, Wu Y. Topical tranexamic acid improves the permeability barrier in rosacea. *Dermatologica Sinica.* 2015;33（2）:112-117.

40. Kim SJ, Park JY, Shibata T, Fujiwara R, Kang HY. Efficacy and possible mechanisms of topical tranexamic acid in melasma. *Clin Exp Dermatol.* 2016;41（5）:480-485.

41. Huang HP, Hsu CK, Lee JY. Thumbnail-squeezing method: an effective method for assessing *Demodex* density in rosacea. J *Eur Acad Dermatol Venereol.* 2020;34（7）:e343-e345.

42. Taieb A, Ortonne JP, Ruzicka T, et al. Superiority of ivermectin 1% cream over metronidazole 0·75% cream in treating inflammatory lesions of rosacea: a randomized, investigator-blinded trial. *Br J Dermatol.* 2015;172（4）:1103-1110.

43. Taieb A, Khemis A, Ruzicka T, et al. Maintenance of remission following successful treatment of papulopustular rosacea with ivermectin 1% cream vs. metronidazole 0.75% cream: 36-week extension of the ATTRACT randomized study. *J Eur Acad Dermatol Venereol.* 2016;30（5）:829-836.

44. Choi JE, Werbel T, Wang Z, Wu CC, Yaksh TL, Di Nardo A. Botulinum toxin blocks mast cells and prevents rosacea like inflammation. *J Dermatol Sci.* 2019;93（1）:58-64.

45. Huang HP, Hsu CK, Chao SC, Yang CC, Chen GS, Lin CH, Huang CM, Lee JY. Eosinophilic pustular folliculitis associated with Demodex overgrowth or demodicosis on the face – A report of five cases. Dermatol Sin 2021;39:132-6

4. 照顧篇

照顧篇

4.1玫瑰斑的皮膚保養

　　玫瑰斑改善大致可以從基本皮膚照護、避免惡化因子與治療等面向著手。

　　玫瑰斑病友對皮膚科醫師是一個很大的挑戰，因爲病人有敏感的皮膚，需要臉部蠕形蟎蟲跟細菌菌落的控制，血管張力的不穩定，需要蓋斑膏來遮掩血管擴張，而且需要一些處方治療。持續、溫和的皮膚護理和有效使用化妝品可以顯著改善玫瑰斑，選擇保養品最好的原則是避免使用任何會刺痛、灼傷或引起刺激的產品。在一份美國玫瑰斑協會對1,066名患者的調查中，41%的人報告說某些護膚品會加重他們的病情，27%的人說某些化妝品也會導致玫瑰斑發作。

　　基本皮膚照護可以維持肌膚的穩定，主要分爲清潔、保濕與防曬。選用產品大原則是盡量選擇單純、無添加色素香料，欲使用新產品於臉部，先於周邊皮膚（如：頸部、耳後）測試，如果有反應，應記住其成分，避免使用同成分產品。並且避免頻繁更換臉部產品。宜避免可能造成刺激的成分，如：酒精（alcohol）、金縷梅（witch hazel）、樟腦（camphor）、香料（fragrance）、甘醇酸（glycolic acid）、乳酸（lactic acid）、薄荷（menthol）、桉樹油（eucalyptus oil）、十二烷基硫酸鈉（sodium lauryl sulfate）、尿素（urea）。選擇乳霜（cream）優於乳液（lotion）或凝膠（gel）避免化妝水（toner）或收斂淨化乳液（astringent）。值得注意的是玫瑰斑患者可能爲乾性、中性或油性或混合型肌膚。油性膚質指的是全臉皮膚都很油，沒有乾燥區域；乾性膚質指皮膚乾燥緊繃，甚至有些脫皮，幾乎沒有出油的區域；混合性肌膚指的是T字部位出油，其他部位是中性或乾性膚質。選擇保濕產品可依據不同膚質選擇不同的產品，洗面產品選擇使用後清爽但不乾澀的產品，保濕方面中性膚質考慮使用乳液，油性膚質比如玫瑰斑合併脂漏性皮膚炎或皮脂腺增生可選擇精華液，乾性肌膚使用乳霜，混合性膚質則分區處理。另外去角質產品可能破壞表皮屏障，不適合使用。

特定保養品與化妝品

　　玫瑰斑膚況較爲敏感，使用保養品與化妝品更需小心選用。玫瑰斑膚況不穩定時避免化妝，穩定時可以化淡妝。建議使用乾粉式產品（粉餅、蜜粉），宜避免含油量高與成分較複雜的產品，如粉底液、BB/CC/DD霜、素顏霜、遮瑕膏、氣墊粉餅、隔離霜、卸妝油、護髮潤髮產品。可使用綠色基底遮瑕產品，再加上膚色遮瑕產品，可遮蓋臉部泛紅。同時須注意化妝品使用後的清潔。

4.1.1 清潔皮膚

溫和的清潔可以去除多餘的油脂、環境污染、細菌和其他微生物，以及護膚和彩妝產品的殘留物。最近幾年研究發現過度清潔可能導致玫瑰斑，一份中國3439大學新生的研究，發現洗澡時間超過11分鐘（11 min, OR 2.60）以及每天使用洗臉清潔產品大於兩次（≥ 2 times/day，aOR 1.70）和玫瑰斑有正相關。[1]

美國國家性玫瑰斑協會（National Rosacea Society）針對清潔、保濕、防曬與化妝品有非常詳盡的資料，很值得參考參考（https://www.rosacea.org/patients/skin-care-and-cosmetics）。選擇洗臉用品需要根據個人的皮膚類型，乾燥至中性或混合性皮膚，建議選用非皂類清潔劑。皮膚非常乾燥的適合乳狀、低泡、無皂鹼清潔劑。至於油性肌膚可以用溫和的肥皂清洗，注意避免擦洗，劇烈摩擦或過度清潔會刺激皮膚。清潔過程務必溫和，用指尖，避免會刺激的磨料毛巾或海綿，用溫水沖洗，因為熱水或冷水都可能會引起潮紅或刺激，洗淨後用紙巾或棉毛巾輕輕吸乾臉部。等臉部完全乾燥，然後再使用外用藥物，塗藥後，再等5到10分鐘再塗抹保濕霜、防曬霜或化妝品。

4.1.2 保濕產品（Moisturizer）

保濕霜是防止玫瑰斑灼熱、刺痛、瘙癢和刺激的關鍵，同時建立表皮屏障。玫瑰斑通常臉部皮膚表皮屏障有缺陷，以及較多的經皮水分流失，這兩者都可能導致容易皮膚過敏和發炎。冬季或乾燥的天氣對患者來說加劇了對已經敏感的皮膚的傷害。發炎性丘疹膿皰越嚴重的患者保濕的需求更高。現在已經有專門針對玫瑰斑患者開發了面部保濕霜，旨在鎮靜和舒緩面部皮膚並幫助防止因刺激而發紅，並且還可能含有純綠色中和劑以改善發紅的外觀。

4.1.3 防曬產品（Sunscreen）

在美國國家玫瑰斑協會的一項調查中，81% 的患者將日曬認為是玫瑰斑發作的首要誘因。紫外線分兩種：UVA會老化皮膚；UVB會引起曬傷。優先考慮含有氧化鋅或二氧化鈦並提供 SPF 30或更高的 UVA/UVB 保護的非化學防曬劑，可以幫助減少刺激。全年每天都要塗抹防曬霜，無論是晴天還是陰天，有些防曬霜專為容易發紅的皮膚而設計，這些產品可能含有綠色或肉色，因此您可以保護皮膚免受陽光照射並幫助減少可見的發紅，它們也可以當作底妝。出門前30分鐘塗抹，讓肌膚有時間吸收，游泳或出汗後至少每兩小時重新塗抹一次。理想情況下，限制您的陽光照射，尤其是在上午 10 點到下午 4 點之間。太陽最強的時候。高海拔、雪地、水面甚至眼鏡都會增加紫外線的影響。

4.1.4 化妝（Makeup）

化妝可以幫助立即改善您的皮膚外觀並增強您對自己外表

的自信。化妝前，使用適合您皮膚的護膚產品清潔和滋潤您的面部。塗抹在皮膚上的成分和產品越多，皮膚負擔的可能性就越大。建議使用多功能產品，含有防曬霜的綠色粉底可以幫助視覺上糾正發紅和均勻膚色。無油粉底和遮瑕膏比較好卸妝，選擇粉底和遮瑕膏色調時，粉底應盡可能與您的自然膚色相匹配，而遮瑕膏應僅比您的自然膚色淺一個色階。

4.1.5 給玫瑰男孩的叮嚀

建議使用電動刮鬍刀，避免鈍剃刀刀片的刺激、避免使用任何會灼傷或刺痛皮膚的刮鬍膏或乳液。刮完鬍子，使用鬍後潤膚霜來幫助舒緩皮膚。

4.2 避免惡化因子

　　避免惡化因子是維持玫瑰斑穩定的重要方法。美國國家玫瑰斑協會曾透過問卷統計玫瑰斑的惡化因子，前兩大惡化因子為日曬（81%）與情緒壓力（79%），造成八成左右病友惡化。其他惡化因子包含天氣（冷、熱、風、潮濕）、食物（酒精、熱飲、辣）、特定保養品與化妝品等（請參考章節1.3.4）。惡化因子每個玫瑰斑病友都不一樣，沒有必要文章提到的每一項惡化因子都禁忌，建議確定個人玫瑰斑症狀惡化的誘因才選擇性避免。一種觀念叫做抓大放小，也就是先把握惡化機率比較高的因子，如果仍然有症狀惡化的現象，可以再進一步記錄機率比較小的食物，這樣對生活品質影響會比較小。

4.2.1 避免日曬

　　雖然玫瑰斑應該盡量避免誘因，但這並不意謂患有玫瑰斑就得完全停止做他們喜歡的事情。有很多證據顯示陽光會影響玫瑰斑，因此在戶外運動時保護皮膚免受陽光照射很重要。建議使用遮陽物品如帽子、傘、口罩、遮陽衣物，使用SPF 30以上、PA+++以上廣效防曬（UVA和UVB）。但是有些玫瑰斑患者可能會發現他們的皮膚受到防曬霜的刺激，推薦優先考慮物理性防曬（zinc oxide、titanium dioxide），物理性防曬以反射、散射、折射等方式達到防曬效果，相對之下，化學性防曬吸收日光能量並轉化為熱能釋放，此熱能可能造成玫瑰斑臉紅、潮紅、熱敏感。另一個考量是化學性防曬霜的化學成分有可能造成皮膚的刺激。戶外活動建議每兩小時補擦一次，宜避免使用防水防汗性強的防曬，因爲此類防曬產品也較難卸除。

4.2.2 情緒變化

情緒因素包括壓力和焦慮，建議作息正常、避免熬夜，緩和情緒並解除焦慮來源，可以規律進行有興趣或放鬆心情的事，情緒當下深呼吸有助於緩解壓力。有些病友因爲臉紅而頻繁照鏡子或自拍，可能進一步強化自己的壓力，建議避免過度關注臉部。

慮焦的情況下觸發「戰鬥或逃跑反應」，腎上腺素會釋放到血液中使您的血管擴張，當焦慮導致血液循環問題時，控制它們的唯一方法就是控制你的焦慮。你可以尋求精神科醫師的幫助，也可以居家從事運動、瑜珈和按摩，改善焦慮的狀態。

壓力引起的紅斑和潮紅可以藉著肉毒桿菌毒素的眞皮注射來改善，治療前算術和等長握力試驗有助於篩選適合肉毒治療的玫瑰斑病友。

4.2.3 天氣

天氣過熱或天氣過冷、強風都可能是惡化因子，玫瑰斑肌膚就好像溫室裡的玫瑰要好好去呵護。天氣熱時多待在涼爽的空調環境，天氣過冷時注意保暖、避免強風，溫差大時以多層次方式著裝。室內環境溫度像是三溫暖、熱水澡、蒸氣浴也要避免，想要享受三溫暖熱水澡蒸氣浴的，可以用維生素B12增加耐熱度。

4.2.4 運動

玫瑰斑症狀常因運動而惡化，但不是要求病友不運動，因爲運動有益身心。更精確地說，玫瑰斑病友應該找到適合自己的運動方式。可考慮避免高強度運動，以間歇的運動取代一次長時間運動。有的醫師建議快走，而不是奔跑，因爲這會導致臉頰發紅。對於玫瑰斑患者來說，游泳是一種很好的運動選擇，因爲游泳不太可能導致過熱，但建議事後洗臉和保濕。由於氯化水是鹼性的，這會破壞天然溫和酸性皮膚的 pH 值，破壞皮膚屏障，使其感覺緊繃、乾燥和敏感。瑜伽和水中有氧運動等低強度活動是更好的選擇，而且對您的健康也有好處。

運動環境也很重要，在涼爽的環境如在冷氣房或電扇旁運動，若戶外院動可選擇清晨或傍晚天氣較涼爽的時間。可於脖子上掛涼爽的濕毛巾，或用裝有冷水的噴霧瓶降溫。玫瑰斑的病友兼顧身體健康和臉部健康可以選擇肉毒桿菌毒素和維生素B12增加運動的耐熱度（圖101）。

如果你嚮往毫無拘束的運動，雙效抗紅熱可以幫你解鎖，運動引起玫瑰斑紅斑惡化的主要機轉，包括皮膚交感神經活性增加造成的短暫潮紅，感覺神經感應到熱刺激引起的短暫潮紅，和一氧化氮引起的延長性潮紅大爆發。可以依照運動的強度，設計不同程度的治療，主要的治療內容就是黃輝鵬醫師玫瑰斑耐熱治療。

4.2.5 食物

　　找出造成個人玫瑰斑惡化的食物，常見的是避免熱食、熱飲、辛辣調味與酒精。部分病友也會因爲富含組織胺食物（柑橘、醃漬、堅果、巧克力）或富含肉桂醛食物（肉桂、蕃茄、柑橘、巧克力）。其他誘發食物包含薑、蒜、芥末、炸物、動物肝臟、優格、乳酪、醬油、酵母、醋等。建議病友可以透過食物日記，找到造成個人玫瑰斑惡化的食物，進而透過適當飲食控制以維持玫瑰斑照護。食物禁忌因爲發生率比低於13%，沒有必要文章提到的每一項都禁，建議確定個人玫瑰斑症狀惡化的誘因才選擇性避免該食物。

4.2.6 玫瑰斑日記

　　病友可以考慮記錄您每天遭遇的天氣、作息、運動以及飲食狀況，對應您的病情何時發作，如此可以幫助識別和避免可能對您造成問題的誘因。

4.3 治療

　　治療方式可大致分為外用藥物、系統性治療、注射藥物及外科手術、雷射光電儀器。治療選擇主要依據是否合併蠕形蟎蟲過量，紅斑惡化路徑及表現型選擇適當治療方式。前面章節已經有詳細介紹。治療目的是讓患者回歸正常生活，和健康的人差不多，要達到這樣的治療效果，治療前測驗、評估找誘發路徑，預測療效和測試療效，治療後評估還有沒有進步空間，需不需要追加劑量或延長治療時間。

參考文獻

1. Zuo Z, Wang B, Shen M, et al. Skincare Habits and Rosacea in 3,439 Chinese Adolescents: A University-based Cross-sectional Study. *Acta Derm Venereol.* 2020;100（6）:adv0008

2. Plewig G, Melnik PDB, Chen PDW, eds. Plewig and Kligman´s Acne and Rosacea. Cambridge International Law Journal, 2019.

3. https://www.rosacea.org/

認識眼睛蠕形螨蟲感染

5.1 疾病介紹

5.1.1 前言

　　眼睛蠕形螨蟲感染（*Demodex* infestation）除了感染皮膚外眼睛的感染並非少見並且造成許多眼表層疾病，但很容易被病人本身甚至診治眼科醫師忽略且嚴重低估，是屬於一種慢性眼表層發炎疾病，眼睛蠕形螨蟲感染與眼瞼炎（anterior and posterior blepharitis）、眼瞼結膜炎（blepharoconjuncitvitis）、眼瞼角膜炎（blepharokeratitis）、甚至影響到前房結構（anterior segment conditions）等疾病有高度的關聯性，嚴重的蠕形螨感染有的甚至導致失明，然而蠕形螨蟲感染對於眼睛的影響、對眼表層疾病所扮的角色與致病機轉目前還不是很明朗，而且到目前為止眼睛蠕形螨蟲的感染還是被低估診斷與治療，眼睛蠕形螨蟲感染的情況與年紀成正比，越年長者有螨蟲寄生的發生率越高。

　　眼睛蠕形螨蟲感染途徑可能是手部或人體皮膚可經由接觸床單、棉被、毛巾等間接感染螨蟲，或與有長螨蟲的人接觸傳染，從臉部蔓延到眼部。在眼部的蠕形螨蟲主要有兩型，一種是毛囊蠕形蟎*Demodex folliculorum*，約0.4mm寄生在睫毛毛囊，產卵後經過1-2星期孵化為成蟲。它喜歡於夜間活動，以吞食人體的皮膚細胞，造成毛囊腫大發炎或眼瞼炎，並刺激上皮增生及角質化，睫毛外觀常見白色皮屑。主要在臉部皮膚與睫毛根部（hair follicles）造成毛囊發炎，並刺激上皮增生及角質化，使睫毛有圓柱狀皮屑聚集。另一種是皮脂蠕形蟎*Demodex brevis* 主要在瞼板腺內meibomian gland。皮脂蠕形蟎，約0.3mm，寄生在毛囊附近的腺體，吞食眼瞼腺體細胞，當過度增生時會阻塞皮脂腺開口，造成油脂分泌異常，也會影響淚液油脂層的組成，形成乾眼症。兩種蟎蟲用尾巴形狀辨識比較準確，像手指頭一樣鈍鈍的尾巴的是毛囊蠕形蟎蟲，像錐子一樣尖銳的是短蠕形蟎蟲（參考章節1.3.3），這些在眼部的蠕形蟎蟲對於眼表層疾病上所扮演的角色目前尚未十分明朗。然而蠕形蟎也會寄生於皮脂腺腺體-瞼板腺，造成瞼板腺開口堵塞，油脂分泌不足或受阻，導致淚液過度蒸發，甚至造成缺油型乾眼症。眼瞼炎大多和瞼板腺油脂阻塞、細菌及發炎有關，包含眼瞼清潔不當（化妝、隱形眼鏡）、蟎蟲寄生、脂漏性皮膚、化學性刺激（化妝品或保養品）等因素有關。

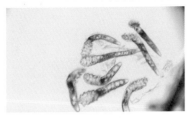

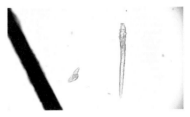

圖108. 蠕形蟎蟲（*Demodex folliculorum*）睫毛根部的顯微鏡鏡檢

圖109. 蠕形蟎蟲（*Demodex folliculorum* oval and protonymph）睫毛根部的顯微鏡鏡檢

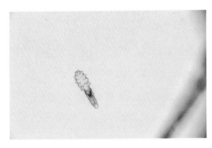

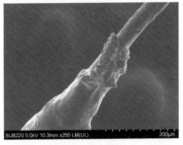

圖110. 蠕形蟎蟲（*Demodex brevis*）睫毛根部的顯微鏡鏡檢

圖111. 掃描電子顯微鏡（Scanning electron microscope, SEM）蠕形蟎蟲存於（Ocular Demodicosis）的臨床情況。

　　眼睛蠕形蟎蟲感染（*Demodex* infestation）主要常見的臨床症狀（Clinical symptoms）包括如下：

　　癢（itching）、灼熱感（burning）、乾澀（dryness）、刺激感（irritation）、流淚（watering）、異物感（foreign body sensation）、結痂（crusting）、眼瞼邊緣紅（lid margin redness）和模糊（blurry vision），然而這些症狀均屬於非特異性（non-specific）並且容易被忽略而當成一般眼疾。

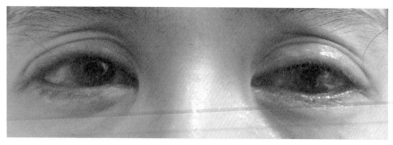

圖112. 眼睛蠕形蟎蟲感染（Ocular Demodicosis）的臨床症狀

眼睛蠕形蟎蟲感染（*Demodex* infestation）主要常見的臨床癥兆（Clinical signs）包括如下：

圓筒狀的皮屑堆積（Cylindrical Dandruff；CD）、眼睫毛疾病（eyelashes disorders）、眼瞼邊緣發炎（lid margin inflammation）、瞼板腺功能障礙（meibomian gland dysfunction）、眼瞼結膜炎（blepharoconjuncitvitis）和眼瞼角膜炎（blepharokeratitis）。

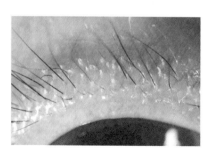
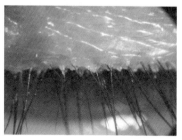

圖113-1、圖113-2. 蠕形蟎眼瞼炎（*Demodex* Blepharitis）、圓筒狀的皮屑堆積Cylindrical Dandruff（CD）

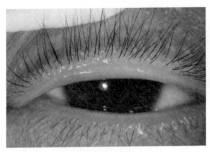
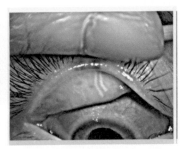

圖114. 蠕形蟎眼瞼炎（*Demodex Blepharitis*）、圓筒狀的皮屑堆積 Cylindrical Dandruff（CD）與皮屑

圖115. 蠕形蟎可能造成瞼板腺阻塞，可用OCULUS Keratograph® 5M瞼板腺紅外線圖像（meibography）檢查瞼板腺是否阻塞。

　　而即使用裂隙燈檢查看起來很正常的眼瞼部分，也有可能存在有蠕形蟎的卵。

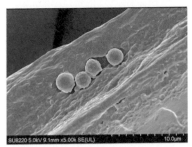
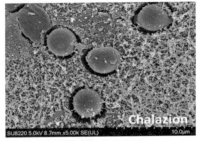

圖116. 蠕形蟎蟲卵可發現於睫毛根部，掃描電子顯微鏡（Scanning electron microscope, SEM）

圖117. 蠕形蟎蟲卵可發現於霰粒腫（chalazion）手術取出之肉芽腫組織（granulation tissue），掃描電子顯微鏡（Scanning electron microscope, SEM）

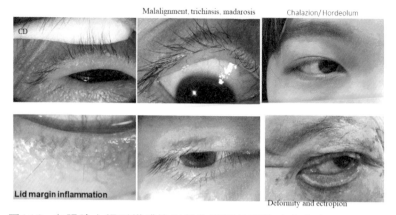

圖118. 在眼瞼上蠕形蟎感染引起的問題如眼睫毛疾病（eyelashes disorders）、如皮屑與分泌物、眼瞼周邊發炎（lid margin inflammation）、倒睫毛（trichiasis）、眼瞼邊緣變形（malaligment）導致眼瞼外翻或內翻，瞼板腺功能障礙（meibomian gland dysfunction MGD）、長針眼（Hordeolum）或霰粒腫（chalazion），眼瞼結膜（blepharoconjunctivitis）和眼瞼角膜炎（blepharokeratitis）等。

　　雖然大家慢慢知道蠕形蟎蟲對於眼睛的危害，然而最困難之處在於如何有效且持之以恆的根除蠕形蟎蟲，即使是眼科醫師也可能會容易忽略蠕形蟎蟲的危害。

　　蠕形蟎蟲成蟲會於睫毛根部或瞼板腺附近交配並產卵繁殖，好消息是蠕形蟎蟲生命週期壽命只可持續數周，幼蟲孵化約3至4天，約7天可變成成蟲，形成約14天的生命週期（1）。

5.2 眼蠕形蟎蟲感染的診斷

5.2.1 眼蠕形蟎蟲感染的診斷與鑑別

　　眼蠕形蟎蟲感染有主要的臨床癥兆（clinical signs），通常臨床診斷通常依據臨床癥兆（clinical signs）比臨床症狀（clinical symptoms）來的重要。

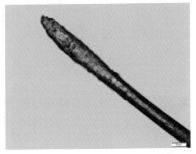

圖119. 正常未受蠕形蟎（*Demodex*）感染寄生的健康睫毛（Eyelash）根部。

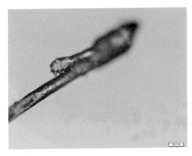

圖120. 開始受蠕形蟎（*Demodex*）感染寄生的睫毛（Eyelash）根部。

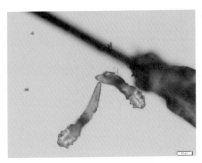

圖121. 蠕形蟎（*Demodex*）在睫毛（Eyelash）根部。

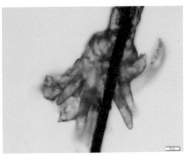

圖122. 繁殖眾多的蠕形蟎（*Demodex*）在睫毛（Eyelash）根部。

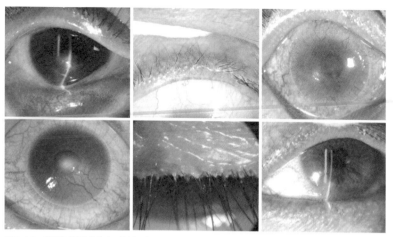

圖123. 眼睛蠕形蟎蟲感染（*Demodex* infestation）主要常見的臨床癥兆（Clinical signs）。

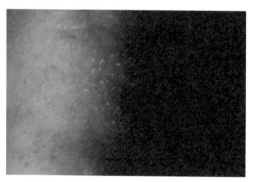

圖124. 蠕形蟎蟲感染臉部鼻側（facial demodicosis）的臨床癥兆（Clinical sign）。

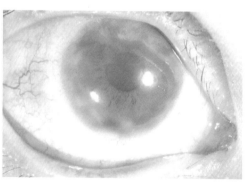

圖125. 蠕形蟎蟲感染造成角膜周邊受損。

5.3 眼睛蠕形蟎蟲感染（*Demodex infestation*）之治療

　　毛囊蠕形蟎對外界環境抵抗力較強，對酸鹼度的適應範圍也較大，日常生活中使用的嬰兒洗髮精、肥皂等均不能殺死。清潔：茶樹油的活性成分Terpinen-4-ol（松油烯-4-醇）可有效殺死蟎蟲，並清除皮屑、分泌物與蟎蟲排泄物，由於蟎蟲害怕茶樹油的氣味，因此亦可促使蟎蟲遷出毛囊。熱敷：蠕形蟎對溫度變化非常敏感，溫度在0°C以下或37°C以上時不利其生存，54°C時即可使其致死，58°C為有效滅蟎溫度。熱敷溫度介於40-50之間，亦是處理蠕形蟎的輔助療法。

清潔：
眼瞼清潔方式

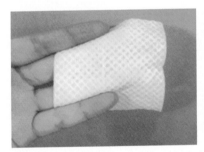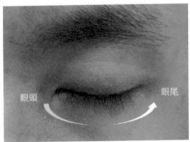

眼頭　　　　眼尾

圖126、127. 清潔棉片；單方向擦拭避免來回擦拭

1. 清洗雙手，避免同時配戴隱形眼鏡
2. 取用眼部專用無菌清潔棉片或清潔慕斯（圖126）
3. 輕閉雙眼，避免擦拭到角膜（黑眼珠），輕提眼皮，

露出眼睫毛根部（眼瞼）（圖127）

4. 由眼頭至眼尾方向，輕輕擦拭眼睫毛根部，單方向擦
   拭，避免來回擦拭（圖127）

5. 持續閉眼，輕輕擦拭眼周

6. 重複以上步驟清潔另一隻眼睛，兩眼請勿使用同一張
   棉片

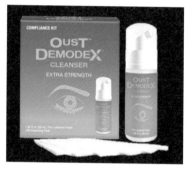
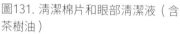

圖131. 清潔棉片和眼部清潔液（含茶樹油）

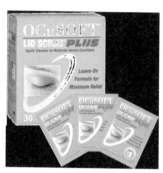

圖132. 眼部清潔棉片（單片包裝）

Reference（3-19）

熱敷：

熱敷應用在眼周部位好處甚多。熱敷功效如下：

1. 暢通瞼板腺，協助淚液正常分泌，維持淚液層中脂質
   層（Lipid layer）之穩定。

2. 維持淚膜穩定，幫助改善乾眼症。

3. 增進眼周血液循環，加強代謝。

4. 緩解眼部疲勞、酸澀感。

5. 放鬆眼部肌肉，增加視力調節力。

然而熱敷不是越熱越好，理想的眼睛熱敷溫度約為42~45°C，維持10~15分鐘。根據文獻顯示熱敷溫度維持在45°C持續4分鐘，內眼瞼有效溫度才達到40°C。每天持續以45 C熱敷5分鐘，持續兩星期試驗下，具有舒緩眼睛乾澀症狀、降低眼睛疲勞（4）、幫助瞼板腺功能障礙（MGD）（5）。遠紅外線及溫熱功能可促進眼窩血液循環並使睫狀肌放鬆，消除眼睛疲勞及脹痛（6、7）。在眾多熱敷方式中，可選擇具有醫療器材許可證，安全、定時、恆溫的熱敷眼罩。或以乾淨的毛巾浸泡於不燙手的有煮沸過熱水中擰乾，將濕熱毛巾覆蓋於眼皮上，但須留意不要過燙及毛巾衛生，毛巾應確實殺菌避免造成眼睛感染，且熱敷時避免按壓眼球。建議每日熱敷2次，每次10分鐘。

挑選訣竅：

1. 挑選具有衛福部核定的醫療器材許可證的熱敷器材。
2. 具有可定溫（可達45°C）、可以定時（達10~15分鐘）。
3. 具有CE電性安全及電磁波檢測合格者。
4. 具有遠紅外線放射功能。
5. 可重複使用，可水洗。

熱敷時應注意事項：

1. 熱敷前請先將隱形眼鏡移除並將彩妝卸除乾淨。
2. 如需依照醫囑按時點藥水或藥膏，請於熱敷後再點藥。

3. 定期清洗熱敷眼罩，避免眼部分泌物沾上眼罩，造成發炎或細菌感染。

4. 避免使用過高的溫度於眼睛上，溫度在40°C－50°C為適合的溫度。

5. 避免對眼睛部位過度按摩。

6. 熱敷完後可搭配使用眼瞼專用清潔產品，清除眼周分泌物及髒污。

7. 保持規律熱敷，持之以恆。

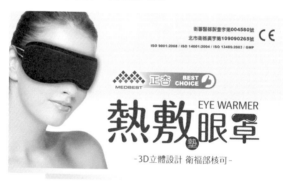

衛署醫器製壹字第004580號 CE
北市衛器廣字第109090265號
ISO 9001:2008 / ISO 14001:2004 / ISO 13485:2003 / GMP

正杏 BEST CHOICE
MEDBEST

熱敷眼罩 EYE WARMER

-3D立體設計 衛福部核可-

● 專利半導體矽橡膠石墨材質，釋放遠紅外線

● 3D立體設計，貼合眼周肌膚，熱敷均勻

● 促進眼周血液循環，舒緩眼睛不適

● 升溫快速，三段式控溫：40、45、50°C

● 十分鐘定時裝置，可自動斷電

● CE LVD 電性安全、EMC 電磁波檢測合格

● 台灣GMP優良製造，柔軟舒適可水洗

兩用設計　安心定時　呵護眼睛　三段式恆溫　檢驗認證　一年保固

正 杏 實 業 有 限 公 司　台北市中山北路2段96號12樓
MEDBEST Enterprise Co., LTD.　TEL：(02) 2561-1519

圖133. 熱敷眼罩

藥物治療：

　　臨床經驗上有一些病人雖然看起來沒有明顯眼瞼炎蟎蟲存在，但經臨床表徵與顯微鏡拔睫毛檢視進行篩檢後，會發現*Demodex*常常躲在毛囊深處難以察覺，才會誤以為與*Demodex*無關，這會有一個最大的疏漏之處在於每個人對於臉部的清潔習慣有很大的關聯性。而*Demodex* infestation的治療策略，最重要的就是進行蟎蟲篩檢，找出*Demodex* infestation的病人，並想辦法阻斷惡性循環（vicious cycle）以利改善病人的臨床症狀。但須注意的是由於蟎蟲會躲在毛孔或是睫毛毛囊深處，因此藥物往往只能清除表面的蟎蟲，若只靠藥物消滅蟎蟲效果有限，建議需要搭配清潔、熱敷等方式將蟎蟲逼出才能根本去除。除了積極配合眼科醫師治療外，建議輔以居家眼瞼清潔來改善，使用眼部專用清潔產品，在睫毛根部由眼頭至眼尾輕輕擦拭（如圖示），清潔眼瞼及睫毛根部分泌物、油脂。因毛囊蠕形蟎對外界環境抵抗力較強，傳統教科書建議使用日常生活中使用的嬰兒洗髮精、肥皂等均不能殺死，效果較差（12）。文獻中顯示有效的除蟎成分為茶樹油（12-14）、辛二醇（14-18）。

　　茶樹油中有一成分為松油烯-4-醇（Terpinen-4-ol），此成分達1%以上可有效殺死蟎蟲（12），並同時清除皮屑、分泌物與蟎蟲排泄物，並且蟎蟲害怕茶樹油的氣味，因此亦可促使蟎蟲遷出毛囊。然而茶樹精油對眼睛有刺激性，不適合自行調配使用，建議經過專業的眼科醫師的診治後，民眾可購買眼科醫師推薦稀釋後的茶樹精油特製成的眼瞼專用清潔液來進行清潔，早晚清潔一次，需要至少使用四周以上才達到降低蟎蟲寄生數量（14）。

　　平時除了加強清潔眼瞼外，日常衛生習慣也要改善，每天使用的毛巾、床單、枕頭套需定期清洗更換。亦可搭配熱敷40-50°C之間至少十至十五分鐘，此溫度不利於蟎形蟎的生存，可以是處理蟎形蟎感染的輔助方式之一（19）。

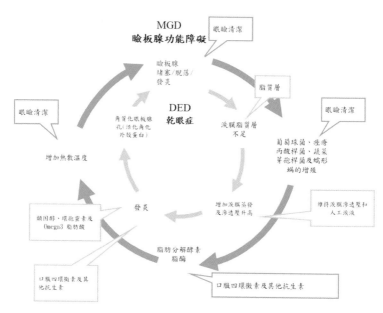

圖134. 治療策略以確定診斷蟎形蟎蟲感染的存在，並且治療潛在的疾病如乾眼症或瞼板腺功能障礙、打破惡性循環並且維持眼表層健康為原則之治療。參考文獻：BJO 2016; 100:300-306.（3）

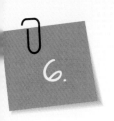

認識眼酒糟（Ocular Rosacea）

6.1 疾病介紹

6.1.1 前言

　　眼酒糟（Ocular Rosacea）是一種眼表層的發炎引起眼睛紅、灼熱與騷癢。眼酒糟常被發現在臉部有玫瑰斑（Rosacea，酒糟）慢性皮膚狀況影響到臉部的病人身上，有時候眼酒糟（Ocular Rosacea）是最先出現的症狀，然後才慢慢發展到臉部玫瑰斑（Rosacea酒糟）。眼酒糟（Ocular Rosacea）通常發生在30到50歲的成年人。眼酒糟通常發現於有皮膚酒糟問題的人身上，但也可能只有眼酒糟而無皮膚酒糟的問題，有皮膚酒糟問題的人以女多於男，而眼酒糟通常以男性居多。

　　眼酒糟疾病的成因尚不明朗，但可能包含遺傳因素（Heredity）、環境因素（Environmental factors）、滋生細菌參與（Bacterial involvement）、阻塞眼瞼腺體如瞼板腺、與眼瞼感染眼蠕形蟎蟲（Eyelash mites），有些學者主張與造成胃及十二指腸潰瘍的元兇幽門螺旋桿菌（Helicobacter pylori）有關。另外有些會加重皮膚酒糟的因素也可能加重眼酒糟狀況，包含如下：熱或辣的刺激食物或飲料、酒精、太陽光風與極端溫度、壓力憤怒尷尬等情緒影響、高強度運動、熱水浴或桑拿等可能之危險因子。

6.2 症狀

6.2.1 眼酒糟（第四型玫瑰斑）的症狀

眼酒糟（Ocular Rosacea第四型玫瑰斑）的臨床表現和症狀有可能出現在臉部玫瑰斑的皮膚症狀之前、同時或之後出現，也有可能單獨出現眼睛症狀。眼酒糟症狀的嚴重程度有時和皮膚症狀的嚴重程度不一致。

眼酒糟（Ocular rosacea）另一個診斷重點是是否同時有眼睛蠕型蟎蟲感染（*Demodex* infestation）的部分，眼睛蠕型蟎蟲感染是非常的常見但容易在眼科醫師在鑑別診斷時被忽視的。*Demodex* infestation的主要症狀同樣是紅、熱、癢、乾、異物感等眼科常見的非特異性症狀，或是前面提到的皮屑、發炎、慢性潰瘍等較嚴重的症狀，有的甚至有可能會出現角膜穿孔（corneal perforation）導致房水流出，視力下降、甚至失明等。由於症狀大多不具特異性，大部分的病人都是處於漏診（underdiagnosis）與治療不足（undertreated）的狀況。要找出這類病人，一開始會檢視是否有眼瞼炎，進一步進行睫毛根部的檢查，確認是否有蟎蟲，以及觀察是否有cylindrical dandruff這類典型症狀出現。不過臨床上需要小心並非沒有cylindrical dandruff就代表不是ocular rosacea，有時會出現成蟲被消滅但睫毛根部仍有蟲卵的狀況，後續病人還是有可能會反覆出現症狀的情形。除此之外，若病人有反覆出現霰粒腫的狀況，或是嚴重霰腺粒腫導致眼瞼外翻或變形翻出等情形，也有可能是眼酒糟。

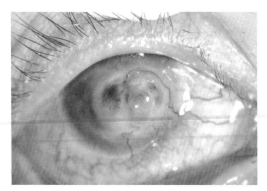

圖135. 眼酒糟Ocular rosacea會破壞眼表層組織。

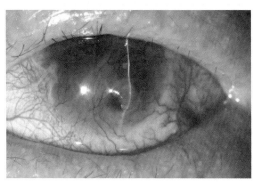

圖136. 眼酒糟Ocular rosacea有的甚至嚴重到有可能會出現角膜穿孔（corneal perforation）導致房水流出。

眼酒糟的臨床表現和症狀可能包括：（單眼或雙眼）

眼睛紅（red eyes）

有灼熱痛（burning sensation）

發癢（itching）或流眼淚（tearing）

眼睛乾澀（dryness）

異物感（foreign body sensation）

視力模糊（blurred vision）

對光敏感（photosensitivity）或怕光（photophobia）

眼結膜新生血管或小血管擴張

眼瞼紅腫反覆發作

眼表層或眼瞼重覆感染如結膜炎、眼瞼緣炎、麥粒腫（針眼 Hordeolum）

或霰粒腫（Chalazion）等。

6.3 診斷

6.3.1 眼酒糟（眼玫瑰斑）的診斷與鑑別

　　眼酒糟（眼玫瑰斑）在2002年美國國家玫瑰斑協會 National Rosacea Society（NRS）發表屬於第四個亞型玫瑰斑（酒糟, type IV）：眼酒糟（ocular rosacea）[1]。2017年全球玫瑰斑共識（ROSCO）以表現型（Phenotype）來診斷、分類和治療將玫瑰斑表型分成診斷特徵（diagnostic feature）、主要特徵（major feature）以及次要特徵（minor or secondary feature），2019 ROSCO爲了幫助診斷和評估，有進一步提出眼睛特徵的補充敘述。

　　眼酒糟的眼睛表現診斷特徵，其主要特徵（major feature）：眼皮邊緣血管絲、眼瞼炎、角膜炎／結膜炎／鞏膜角膜炎（眼瞼間結膜充血、角膜鑯狀浸潤、鞏膜炎、鞏膜角膜炎，角膜新生血管）等眼睛症狀。以及次要特徵（minor or secondary feature）：睫毛根部蜂蜜樣結痂、眼皮邊緣不規則、眼淚易蒸發。

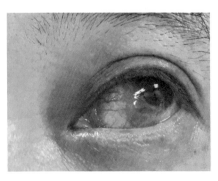

圖137. 蠕型蟎蟲引起之鞏膜炎（scleritis）

6.3.2 治療

眼酒糟在治療方面，除了其中最重要部分應屬確認是否有眼睛蠕型蟎蟲感染引起蠕型蟎蟲眼瞼炎，若是判斷病人可能有眼睛蠕型蟎蟲（*Demodex* infestation）時，在經過相關檢驗確認後也會針對這部分給予藥物進行治療。眼睛部分相當敏感，大都無法使用皮膚科的新型藥物或刺激性藥膏來治療。治療原則一般開始都會先採取保守性治療conservervative management，並且必須了解病人是否同時有潛在性乾眼症的情形或瞼板腺功能障礙（Meibomain Gland Dysfunction，MGD）或其他的眼表層疾病。治療包含熱敷、人工淚液或凝膠或藥膏、避免長時間配戴隱形眼鏡等。外用局部抗微生物製劑主要是選用四環黴素藥膏（teracycline ointment），或是其他紅黴素藥膏（Erythromycin）、甚至甲硝唑（Metronidazole）、日舒錠（Azithromycin）、Bacitracin、Polymyxin B、Fusidic acid等藥物也可以使用；其他藥物的部分，抗發炎製劑方面則是較常使用ibuprofen，而類固醇建議僅用於急性期時，建議避免長時間使用類固醇以避免造成青光眼或白內障等衍生的併發症。此外由於眼酒糟（ocular rosacea）的症狀與其他眼科疾病有高度重疊，所以其他眼科疾病的藥物也有可能根據狀況一起使用，例如外用cyclosporine用於二級grade 2以上的乾眼症，但在眼酒糟（ocular rosacea）視情況也有可能使用。口服藥物的部分，雖然有許多可以的選擇藥物，但使用一般來說最常使用且效果也不錯的去氧羥四環素（doxycycline）即可。在治療方面，若能儘早開始治療，眼睛蠕型蟎蟲感染*Demodex infestation*所帶來的相關臨床症狀是可逆的。

　　總結來說，雖然眼酒糟（ocular rosacea）造成的因素複雜與皮膚類似，但眼酒糟（ocular rosacea）是否全部都由與蠕型蟎蟲感染*Demodex infestation*所造成並沒有完全定論，但肯定有密切的相關聯性存在，臨床經驗上有一部分病人雖然看起來沒有明顯眼瞼炎蟎蟲存在，但經臨床表徵與顯微鏡拔睫毛檢視進行篩檢後，會發現*Demodex*常常躲在毛囊深處難以察覺，才會誤以為與*Demodex*無關，這會有一個最大的疏漏之處在於每個人對於臉部的清潔習慣有很大的關聯性。而*Demodex infestation*的治療策略，最重要的就是進行蟎蟲篩檢，找出*Demodex infestation*的病人，並想辦法阻斷惡性循環（vicious cycle）以利改善病人的臨床症狀。但須注意的是由於蟎蟲會躲在毛孔或是睫毛毛囊深處，因此藥物往往只能清除表面的蟎蟲，若只靠藥物消滅蟎蟲效果有限，建議需要搭配清潔、熱敷等方式將蟎蟲逼出才能根本去除。而針對蠕型蟎蟲感染的治療同樣對於眼酒糟（Ocular Rosacea）的治療有很大的幫助與控制病情。目前雖然對於眼酒糟（Ocular Rosacea）的治療無法完全治癒，但藥物與好的眼睛照顧能夠幫助控制眼酒糟（Ocular Rosacea）的表現型與症狀。

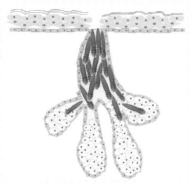

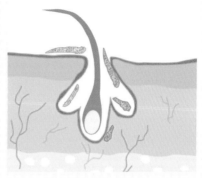

圖138. 蠕形蟎蟲感染皮膚的狀況可能就如同冰山一角一樣比所見的還要嚴重。

圖139. 蠕形蟎蟲感染寄生於睫毛囊根部的狀況可能就如同冰山一角一樣比所見的還要嚴重。

脈衝光治療酒糟性皮膚：脈衝光（Intense pulsed light）與單一波長的雷射不同，輸出的光一個波段（400~1200nm），利用此波段內的光線物進行選擇性光熱分解作用而達到除斑、除血管絲、除毛、回春等效果。

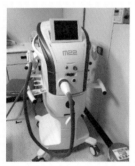

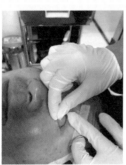

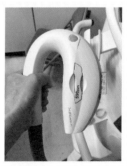

圖140. Lumenis® M22TM IPL system。

圖141. Lumenis® M22TM IPL system 操作時要保護眼表層。

圖142. Lumenis® M22TM IPL system 選擇濾鏡。

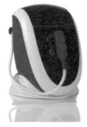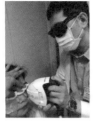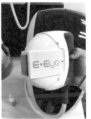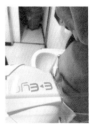

圖143. EYE IPL machine system。

脈衝光治療應注意事項與術後護理須知：

1. 如對麻醉劑有過敏、單純皰疹病史，或爲心臟病患及孕婦者，請主動告知醫師。

2. 治療前兩週有使用A酸、光敏感藥物或是一個月前有過度日曬者，請先告訴醫師。

3. 肌膚如果有細菌或病毒感染者，請告知醫師。

4. 治療次數及效果會依膚色及治療項目有關，斑點、色素與血管絲問題可能需多次治療後才會明顯改善，有時需配合其他治療，來達到最佳效果。

5. 依照適應症狀的不同，肌膚會有不同反應。皮膚微紅有溫熱感，持續約0.5~1個小時。

6. 大部分的斑點會在隔天產生結痂的反應，會在一周內脫落完畢，讓其自然脫落卽可，痂皮脫落後，斑點消失。

7. 微細血管絲：治療後之血管顏色會變深，血管周圍些微紅腫模糊爲正常現象，血管經光熱破壞後由身體自然代謝，約一周後變得不明顯。

8. 酒糟性肌膚：治療後肌膚會較治療前泛紅，待一段時間後會消退，若泛紅狀況很明顯，可使用冰敷加速退紅。

9. 治療後無傷口，治療後皮膚無不良反應即可上妝。

10. 術後保養必須注重保濕與防曬。

11. 保濕加速皮膚代謝修護，防曬抵抗紫外線對肌膚造成二度傷害。

12. 治療後兩天內避免刺激性成分保養品（如：酒精、美白產品），應避免日光浴，泡溫泉、或劇烈運動等容易刺激肌膚的活動。

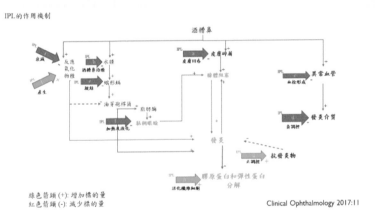

圖144. 脈衝光治療眼酒糟之可能機制。

Reference

(1)Parvaiz Anwar Rather and Iffat HassanIndian. Human *Demodex* Mite: The Versatile Mite of Dermatological Importance. J Dermatol. 2014 Jan-Feb; 59（1）: 60–66.

(2)Christophe Baudouin, Elisabeth M Messmer, Pasquale Aragona, Gerd Geerling , Yonca A Akova, José Benítez-del-Castillo, Kostas G Boboridis, Jesús Merayo-Lloves, Maurizio Rolando, Marc Labetoulle. Revisiting the vicious circle of dry eye disease: a focus on the pathophysiology of meibomian gland dysfunction. BJO 2016; 100:300-306.

(3)Optom Vis Sci. 2008 Aug;85（8）:675-83

(4)Jpn J Ophthalmol 2003;47:578–586.

(5)Eye Contact Lens. 2003 Apr;29（2）:96-9

(6)Ophthalmology Vol. 112, no 6, June 2005

(7)Br J Ophthalmol. 2002 Dec;86（12）:1403-7

(8)Int Ophthalmol. 2019 Feb;39（2）:405-417.

(9)Invest Ophthalmol Vis Sci，2005，46:3089-3094.

(10)Curr Opin Allergy Clin Immunol. 2010 Oct;10（5）:505-10.

(11)Klin Oczna. 2005;107（1-3）:80-2.

(12)Br J Ophthalmol. 2005 Nov; 89（11）: 1468–1473

(13)TVST 2013; Vol. 2; No. 7; Article 2

(14)Contact Lens and Anterior Eye 41（2018）77–82

(15)Eye Contact Lens. 2018 Nov;44 Suppl 2:S87-S92.

(16)Orbit. 2013 Dec;32（6）:370-1

(17)Clinical Ophthalmology 2020:14 4469–4482

(18)Taiwan J Ophthalmol. 2020 Sep 30;11（2）:146-155.

(19)Parasitol Res（2009）105:1623–1628

特別感謝

・玫瑰之友心情故事

之一

民國103年二月的某個早上，我踏進黃醫師的皮膚科診所，診所的椅子上坐滿了候診的人。掛號台的護士們也是非常的忙碌。

當換到我看診的時候，坐在問診的椅子上，從忍不住淚水，到開始歇斯底里的哭。我告訴黃醫師：「您給我擦的藥很臭，又很痛。這個星期我真的非常害怕別人聞到我身上的藥味，覺得我髒。我是一個音樂教學工作者，學生常跟我有很近的接觸，我怕學生覺得老師身上有奇怪的味道。」我非常無法接受，因為本人真的是一個清潔專家！

當時根本顧不了旁邊有許多跟診護士，眼淚就是止不住。

黃醫師坐在對面，耐心又充滿愛心的聽我抱怨發洩完，才用非常溫暖的語氣告訴我：「Ｏ老師，沒關係，我們再想想其他辦法。」

聽了黃醫師說的這一些話，我感覺我有救了，心情這才慢慢平復下來。眼淚擦乾，謝過黃醫師之後，緩緩打開門，走出診間。哇塞！一時間，幾十雙好奇的眼睛把目光全投注在我身上！在剛剛輪到我看診前，整個診所的座椅就原本都被坐滿，現在連狹窄的走道也擠滿了看診的患者。出了診間的我，跟大家擦身而過，都有些擁擠了，想要避開大家目光的我，低頭找了找包包裡的手機，一看手機上的時間才發現，我一個人進去看診的時間，竟然已經超過了半小時！

這個早上，真的讓我難忘。

「我們終於找到消除疥寧疼痛和殺蟲藥味道的方法了」黃醫師用愉悅和堅定的口吻說著，「抹疥寧之後再抹茶樹精油，完全不痛了，殺蟲藥臭味也蓋住了，精油不會臭，又有一定的效果，然後我們再配合雷射做輔助治療紅斑和血管。」後來才知道黃醫師過去4天試過很多保養產品搭配疥寧都沒有達到預期的效果，最後試到茶樹精油才成功。真的很佩服黃醫師的專注和效率。

我的治療經歷如下：

民國103年一月發現酒糟，蠕形蟎蟲病，二月擦了疥寧，一星期無法忍受疼痛和藥味，四天後擦疥寧後接著茶樹精油，並且做了脈衝染料雷射和雙波長雷射的輔助治療。四個月後臉上皮膚光亮，測不到蠕形蟎蟲。

民國107年蟎蟲再起，開始使用ivermectin乳膏乳膏。民國110年開始使用玫瑰紅修護精華，民國111年開始打矽谷電波。做矽谷電波之前，又做了一次蠕形蟲的檢測，確認了皮膚上已經沒有蠕形蟲的存在了！

直到今天，我的皮膚不再發癢和臉紅。另外，在療程之後，為了穩定和修復肌膚的矽谷電波，這是我目前覺得最棒的。

雖然，整個治療過程，因為未知，而讓我產生許多恐懼。但是經過這個歷程後，我知道這個治療是有成功和結束的一天。我現在的皮膚，沒有因為治療蠕形蟲的過程而留下不好的影響。還有因為我對於皮膚持續的保養和照顧，皮膚一直維持在令我滿意的狀態！

　　當然，如果皮膚有其他的狀況問題，我完全信任黃醫師的診療和建議。

　　之二

　　初次到黃輝鵬醫師的診所就診是102年的時候，當時黃醫師的診斷是酒糟肌而且蟎蟲過多，因此開給我抗蟎蟲藥作為治療。但是擦了一個禮拜之後，我都不覺得酒糟的情況有變好，因此就自行停止繼續就診，對於仍然存在的酒糟情形，我就忍耐以對。

　　於111年6月退休後，由於我增加了運動的強度及頻率，誘發且惡化了我的酒糟肌，使我臉部的肌膚在運動過後發紅發燙，久久無法消退。這次再度來到黃醫師的診所求診，診斷如同102年，是蟎蟲過多及酒糟肌，但是這一次我聽從了黃醫師的建議，非常有耐心地使用舒利達藥膏並搭配使用黃醫師研發的保養精華液。在這樣的治療下，我發現運動後我的臉部肌膚泛紅發燙的情形得到了緩解，運動過後不再誘發酒糟的發作，使皮膚能在運動後維持穩定的狀態。很開心我終於不用在身體健康於皮膚健康間二擇一。此外，在治療的過程中黃醫師還發現，我日常服用的高血壓藥物，會造成血管擴張使我的酒糟情況惡化，因此我回去找我的家醫科醫師更換了我的高血壓的藥物。

　　跟隨著黃醫師這數個月的治療過程，我真的覺得黃輝鵬醫師是一個非常有耐心而且醫術高超的醫生。從日常的問診過程中，可以發現我的高血壓藥物可能會造成我酒糟情形的惡化，當我的鼻頭有刺痛感的時候，黃醫師跟我解釋刺痛感的機轉，而且著手幫我治療，使疼痛的症狀消除了。

黃輝鵬醫師最常講的一句話就是「醫學要精準」，因此不論是在取樣做研究，或者治療的過程中黃醫師都對於每一個環節都非常的小心及注意，再加上黃醫師深厚的背景知識，所以能夠跟到黃醫師來照顧我的皮膚，解決了困擾我十多年的酒糟問題，真的是一件運氣很好的事。

黃醫師對於醫學的深度及廣度，真是令我非常的佩服。也希望能夠推薦黃輝鵬醫師給大家，讓更多人能知道黃醫師的醫術，讓黃輝鵬醫師成為台南之光或台灣之光，讓有皮膚科困擾的台灣民眾或外國民眾都能夠慕名來到這裡求診。

之三

恭喜黃醫師出書。

至於故事分享，我倒沒什麼能分享的，心情上的話，針對蠕形蟎蟲，我個人是只有煩躁與厭煩！

因為蠕形蟎蟲就是會不明原因的反覆發作，也暫時沒有根治的方法，甚至因為個人體質緣故，連可以防範的措施都沒有，只能在發病時候被動治療，這個對生活上真的是有很大的困擾。

感覺上，蠕形蟎蟲就跟單純皰疹一樣，一旦犯病過，就一輩子如影隨形，然而蠕形蟎蟲比單純皰疹更為麻煩的是，至少單純皰疹會停戰，但蠕形蟎蟲不會，蠕形蟎蟲會一直不斷攻擊，導致肌膚不斷出現或多或少的反應。

平常不嚴重時，就會臉部泛紅或局部紅疹，也會不斷長出小膿皰，少至兩、三顆，嚴重一點多至十顆左右分散在臉上。比如像我鼻頭至今還是會一直反覆反覆的長出小膿皰以及泛紅，而小膿皰最擔心長在眼皮上，因為長在眼皮上在沒有回診治療的情況下，讓其自然自行修復上，是需要最久時間的，也是最有疼痛感的。

再來就是會非常怕熱，天氣熱時，輕微一點臉部皮膚會大面積泛紅，或者會出現局部過敏反應，嚴重一點就會有明顯的灼熱感，以及像不斷被針刺的刺激感。

最後最普遍但影響相對較小的就是會癢，臉部總有搔癢感，這部分就沒有特別分時間或季節或天氣。

所以整體而言，心情上就是感覺煩躁、厭煩以及不方便，發病時也會感到氣餒，雖然情緒上不至於很負面，但會比較低迷。

以上是我心得分享。

黃醫師補註：這位玫瑰斑朋友就診前曾被誤診並給予類固醇治療數月，後來停用一天類固醇引發丘疹膿皰大發作，經過我們四個月悉心治療恢復光亮，皮膚微紅。其後一年多反覆出現特發性臉部表淺毛囊炎，有七個月沒有回診。我們邀稿時再次回診檢查，這次驗出蟎蟲過高再次予以治療，三個月穩定下來。

中文索引

・標準化皮表切片 Standardized skin surface biopsy，
SSSB 38, 82, 88, 90-91, 95-96, 136-137,
198, 274

關於作者

黃輝鵬 醫師

現　任
　　黃輝鵬皮膚科診所院長
　　中華民國皮膚科專科醫師

醫學會
　　台灣皮膚科醫學會會員
　　台灣皮膚美容外科醫學會會員
　　台灣醫用雷射光電學會會員
　　台灣形體美容外科醫學會會員
　　美國皮膚科醫學會會員（1998-2008）

學　歷
　　高雄醫學大學醫學系

經　歷
　　奇美醫院內科住院醫師
　　國立成功大學附設醫院皮膚部醫師
　　成大醫院皮膚部兼任主治醫師
　　台南市立醫院皮膚科主任

專　長

酒糟、蠕形蟎蟲、青春痘、醫學美容、皮脂腺囊腫。

CURRICULUM VITAE-HUANG, HUI-PENG

Dermatologist, Taiwan

Director, Huang Hui-Peng Dermatology Clinic

EDUCATION:

Adjunct attending Physician, Department of Dermatology, National National Cheng Kung University Hospital（1993-1999）

Chief, Department of Dermatology, Tainan Municipal Hospital（1993-1995）

Resident, Department of Dermatology, National Cheng Kung University Hospital（1988-1992）

PROFESSIONAL SOCIETIES:

Member, Taiwanese Dermatological Association

Member, Taiwan Society for Dermatological and Aesthetic Surgery

Member, Laser and Photonics Medicine Society of the Republic of China

International fellow member, American Academy of Dermatology（1998-2008）

LIST OF PUBLICATIONS（論文發表）：

1. Huang HP, Hsu CK, Lee JY. A new superficial needle-scraping method for assessing *Demodex* density in papulopustular rosacea. J Cosmet Dermatol. 2020 Apr;19（4）:896-900.

2. Huang HP, Hsu CK, Lee JY. Thumbnail-squeezing method: an effective method for assessing *Demodex* density in rosacea. J Eur Acad Dermatol Venereol. 2020.

3. Huang HP, Hsu CK, Lee JY. Rosacea with persistent facial erythema and high *Demodex* density effectively treated with topical ivermectin alone or combined with oral carvedilol. Dermatologic therapy. 2021; 34: e14899.

4. Huang HP, Hsu CK, Lee JY. Topical ivermectin-induced transient flare of rosacea as a host reaction to killed *Demodex* mites preventable by short-term use of topical corticosteroid. Dermatol Ther. 2022 Apr 14; e15517.

5. Yi-Wei Huang, MD and Hui-Peng Huang, MD; Chao-Kai Hsu, MD, PhD; and Julia Yu-Yun Lee, MD. Hydroxocobalamin: An Effective Treatment for Flushing and Persistent Erythema in Rosacea. J Clin Aesthet Dermatol. 2022;15（6）:42-45.

6. Huang HP, Hsu CK, Chao SC, Yang CC, Chen GS,

Lin CH, Huang CM, Lee JY. Eosinophilic pustular folliculitis associated with *Demodex* overgrowth or demodicosis on the face – A report of five cases. Dermatol Sin 2021; 39:132-6.

7. Huang HP, Lee JY Buerger's Disease with Prominent Cutaneous Thromboangiitis in a Young Woman. Dermatological sinica. 1991;9（1）:069-074.

8. Wang CK, Lee JY, Huang H Median Raphe Canals of the Genitoperineum. Dermatol sinica. Dermatologica Sinica. 1996; 14（2）: 095-099.

9. Hsieh FS, Lee JY, Huang H A Painful Furuncle-like Nodule on the Scal Dermatologica Sinica. 2004;22（2）: 197-198.

Reviewer work: Journal of Cosmetic Dermatology Dermatologica sinica

INVITED SPEAKER（受邀演講）

2017

1. Rosacea Symposium hosted by Galderma Taiwan for Tainan area. March 30 2017, "Treatment of rosacea with mirvaso gel: experience of 32 cases"

2. Rosacea Symposium hosted by Galderma Taiwan

for Kaohsiung area. April 25 2017, "Treatment of rosacea with mirvaso gel: experience of 32 cases"

3. Regional Meeting of Taiwanese Dermatological Association collaboration with National Cheng Kung University Hospital, Tainan. June 11 2017," Human demodicosis: diagnostic methods and clinical presentation"

4. Symposium hosted by Zuellig Pharma. Se 24 2017 "Application of Physiogel AI cream in aesthetic medicine"

5. The 43th Annual Meeting of Taiwanese Dermatological Association. Se 19 2017" Efficacy of topical ivermectin on *Demodex* overgrowth rosacea and demodicosis"

6. Symposium hosted by Zuellig Pharma. Se 26 2017 "Clinical experience of erythematotelangiectatic rosacea treated with topical ivermectin & physiogel AI cream"

2018

1. Regional Meeting of Taiwanese Dermatological Association collaboration with National Cheng Kung University Hospital, Tainan. March 11 2018 "The role of *Demodex* in rosacea and it's

treatment"

2. Workshop for Rosacea and demodicosis at Huang Hui-Peng Dermatology Clinic collaboration with Galderma Taiwan, March 26 2018 "Human demodicosis: diagnostic methods and clinical presentation", "Experience of topical ivermectin on *Demodex* overgrowth rosacea and demodicosis"

3. Aesthetic & Anti-aging Medicine World Congress & Taiwan dermatology Aesthetic conference (AMWC Asia-TDAC 2018). May 6 2018. "Role of *Demodex* in Rosacea"

4. Rosacea workshop hosted by Taiwan Association of Aesthetic Plastic Surgery. June 17 2018
   "Human demodicosis: diagnostic methods, clinical presentation and treatment"
   "Management of rosacea based on phenotype algorithm in combination with anti-parasitic treatment"

5. Rosacea workshop hosted by Taiwan Association of Aesthetic Plastic Surgery. August 26 2018. "Human demodicosis: diagnostic methods, clinical presentation and treatment", "Management of rosacea based on pathophysiological pathway and anti-parasitic

treatment"

6. The 23th Annual Meeting of Chinese Society of Cosmetic Surgery and Antiaging Medicine Se 9 2918. "Demodicosis: a pitfall in aesthetic treatment"

7. Symposium hosted by Zuellig Pharma. October 15 2018. "Rosacea: treatment and skin care"

8. Invited lecture by Department of Dermatology, National Taiwan University Hospital Nov.1 2018. "Management of rosacea based on pathophysiological pathway"

9. The 44th Annual Meeting of Taiwanese Dermatological Association. Nov.18 2018 "Human demodicosis: diagnostic methods, clinical presentation and treatment"

10. Invited lecture by Department of Dermatology, Kaohsiung Medical University Hospital. Nov. 29 2018 "Soolantra for rosacea and demodicosis"

11. 2018 Acne and rosacea forum by Taiwanese Dermatological Association. Dec. 9 2018 "Human demodicosis: diagnostic methods, clinical presentation, and treatment." "Management of rosacea based on pathophysiological pathway"

2019

1. Atopic Dermatitis Symposium hosted by Phoenix Medical Taiwan Pty. Ltd. March 18th, 2019. "Human Demodicosis"

2. Rosacea & Onychomycosis symposium for Taichung area, hosted by Galderma Taiwan. April 14th, 2019. "Experience in rosacea and it's treatment"

3. Rosacea & Onychomycosis symposium for Kaohsiung area, hosted by Galderma Taiwan. April 21 2019. "Experience in rosacea and it's treatment"

4. Aesthetic & Anti-aging Medicine World Congress & Taiwan dermatology Aesthetic conference （AMWC Asia-TDAC 2019）May 11-12 2019. "How to predict the importance of *Demodex* in patients with rosacea"， "The role of dermatologist in ocular demodicosis: a clinical challenge"

5. Rosacea & Onychomycosis symposium for Taipei area, hosted by Galderma Taiwan. June 21 2019. "How to optimize topical ivermectin use in rosacea".

6. Rosacea workshop at Taipei Medical University Hospital, collaboration with Galderma Taiwan.

June 20 2019. "Rosacea and Demodicosis"

7. Regional Meeting of Taiwanese Dermatological Association collaboration with National Cheng Kung University Hospital, Tainan. Se 1 2019 "The role of *Demodex* in rosacea special emphasis on ocular demodicosis"

8. Invited lecture by Chang Gung Memorial Hospital, Kaohsiung collaboration with Galderma Taiwan. Se 10 2019 "Treatment of rosacea based on more than phenotypes"

9. Acne and rosacea forum, Taiwanese Dermatological Association. Se 17th, 2019 "Ocular rosacea and ocular demodicosis"

10. Rosacea workshop, Changhua Christian Hospital collaboration with Galderma. Dec.1st , 2019 "Techniques to detecting *Demodex* and live demonstration"

11. Rosacea workshop, MacKay Memorial Hospital collaboration with Galderma. Dec.8th, 2019 "Techniques to detecting *Demodex* and live demonstration"

12. Cross-strait dermatologic forum, The 45th Annual Meeting of Taiwanese Dermatological Association. Dec.13th, 2019 "The Role of *Demodex* in Rosacea"

13. The 45th Annual Meeting of Taiwanese Dermatological Association. Galderma Satellite Symposium. Dec.15 2019 "How to optimize the treatment of rosacea"

2020

1. 健康2.0，July 14th，2020.日曬長斑點當心皮膚炎皮膚癌！酒糟肌治不好竟是蟲蟲危機？

2. 形體美容外科醫學會的肉毒綜合運用研討會，分享肉毒桿菌毒素治療酒糟紅斑與潮紅的案例。Aug. 14th, 2020. Botulinum Toxin Treatment for Rosacea-Case Sharing

3. 2021台灣醫用雷射光電學會年會。Se 17th, 2020. Combination therapy for rosacea- emphasis on the pulsed dye laser.

4. The 46th Annual Meeting of Taiwanese Dermatological Association. Nov. 15th, 2020. Difficulties and solutions that may be encountered when using topical ivermectin.

5. Dermatological society of Singapore/Galderma. Rosacea webinar 20th December, 2020. Diagnosis and Management of Rosacea–A Taiwanese Perspective & Best Practice
新加坡皮膚科醫學會與高德美公司聯合舉辦酒糟性皮膚炎網路研討會，邀請黃輝鵬醫師演講：酒糟皮膚炎的診斷與治療-台灣觀點與最佳臨床應用。

2021

1. 2021國際酒糟月活動，和朱家瑜理事長一起出席「尋找玫瑰女孩」記者會。Mar 22th, 2021

2. 2021台灣醫用雷射光電學會春季學術研討會. Mar 27th ,2021. Topical ivermectin-induced transient flare of rosacea possibly caused by a dead *Demodex* storm.

3. 國際酒糟月高雄公益活動與演講. April 11th , 2021玫瑰女孩治療停看聽-玫瑰斑的治療和日常保養。

4. AMWC Asia-TD臺灣皮膚科醫學會May 1st , 2021 A potential erythema reducer for rosacea.

5. 2021 Acne and rosacea forum. Erythema of Rosacea - Treatment Options.

6. 2021玫瑰斑線上衛教講座，玫瑰斑治療百百種，點線面治療不漏接。

7. CyASIA, Sep 26th , 2021. Pore size and *Demodex*.

8. 2021『玫瑰斑（酒糟）線上衛教講座 2.0 –黃醫師開講啦！』『玫瑰斑不再臉紅紅，玫瑰學姐現身分享心路歷程』9/25（六）（黃輝鵬醫師）

9. 2021 Phoenix Medical Taiwan Skin Science investment symposium. Oct.19th, 2021.Facial Erythema of Rosacea - Treatment Options

10. 臺灣皮膚科醫學會春季研討會Nov. 21th, 2021.

Papulopustular facial eruptions concomitant with demodicosis and its treatment.

11. 臺灣皮膚科醫學會年會Nov. 22th, 2021, Idiopathic superficial pustular folliculitis. of the face- a phenotype of rosacea, acne, demodicosis, or a distinct entity? A review of Idiopathic superficial pustular folliculitis of the face.

2022

1. 2022台灣醫用雷射光電學會春季學術研討會. Mar 12th ,2022. " Dual anti-heat treatment for the erythema of rosacea"

2. AMWC Asia-TDAC 臺灣皮膚科醫學會春季研討會暨世界美容醫學高峰會亞洲大會（5月6-7-8日），「Topical ivermectin 五年使用經驗」

3. 2022酒糟（玫瑰斑）線上講座。July. 17th, 2022.「我到底是不是酒糟（玫瑰斑）？」

4. 2022皮膚科醫學會。酒糟（玫瑰斑）共識會議

5. 皮膚科醫學會。酒糟（玫瑰斑）學術研討會Aug. 7th, 2022. "*Demodex* as a trigger and its control"和 "Botulinum toxin A for the erythema and flushing of Rosacea"

6. 長庚醫院皮膚科。Aug. 7th, 2022. "Detecting methods of *Demodex*"和「我的蠕形蟎蟲研究之旅」。

7. 臺灣研究皮膚科醫學會線上研究營. Se 7th, 2022.「我的酒糟研究之旅」。

8. 2022 Phoenix Medical Taiwan Skin Science symposium. Se 18th, 2022. "Management of papules and pustules of rosacea"

9. Annual meeting of Lasers and Photonics Medicine Society of Taiwan（LMSTW）. Oct 2nd, 2022. "An experience sharing of the next level RF microneedling system: SYLFIRM"

10. 2022醫用雷射光電學會年會，Oct. 2nd,2022，" 玫瑰斑的鑑別診斷"

11. 年輕主治醫師高階課程。彭賢禮皮膚科診所，Oct. 30th, 2022，"蠕型蟎蟲檢驗方法"

12. The 48th Annual Meeting of Taiwanese Dermatological Association. Nov.12th , 2022 "Differential diagnosis and role of *Demodex* in Rosacea"

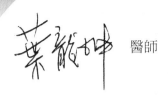 醫師

現　任：

林口長庚眼科部角膜科科主任

長庚大學兼任部定副教授主治醫師

台灣白內障及屈光手術醫學會祕書長（2022~）

中華民國眼科專科醫師

醫學會：

中華民國眼科醫學會（TOS）

台灣白內障及屈光手術醫學會（TSCRS）

台灣眼科學教授學術醫學會（TWAO）

中華民國醫用超音波學會

中華民國醫用雷射光電學會

學　歷：

陽明醫學院醫學系（公費醫師）

國立台灣大學醫學院解剖學暨細胞生物學研究所博士

經　歷：

金門少尉軍醫醫官排長

台北榮民總醫院眼科部住院醫師

桃園榮民醫院眼科醫師

中央健康保險局台北第二聯合門診中心門診醫師

林口長庚紀念醫院眼科部角膜科臨床研究員

林口長庚紀念醫院眼科部角膜科主治醫師

美國邁阿密大學Bascom Palmer Eye Institute眼科中心進修研究員醫師（2003-2005）

國立台灣大學醫學院解剖學暨細胞生物學研究所博士班（2005-2010）

台灣白內障及屈光手術醫學會常務監事（2018-2022）

專　長：

白內障手術、眼表層重建、眼角膜移植、雷射屈光手術、眼科基礎研究、眼蠕形蟎蟲感染、眼酒糟。

CURRICULUM VITAE-YEH, LUNG-KUN

Ophthalmology, Taiwan

Corneal section Chief, Department of Ophthalmology, Chang-Gung Memorial Hospital, Linkou

Associate professor, College of Medicine, Chang-Gung University

EDUCATION:

MD, National Yang-Ming University（1986~1993）

Bascom Palmer Eye Institute, University of Miami School of Medicine, Miami, USA.（2003~2005）

Post-Graduate Education：Ph.D, Department of Anatomy and Cell Biology, College of Medicine, National Taiwan University, Taiwan（2005~2010）

PROFESSIONAL SOCIETIES:

Member, The Ophthalmological Society of Taiwan

Member, Taiwan Society of Cataract and Refractive Surgeons

Member, Taiwan Academy of Ophthalmology

Member, Taiwan Society of Ultrasound in Medicine

LIST OF PUBLICATIONS（論文發表）：

1. Hsiao CH, Kang EY, Yeh LK, Ma DHK, Chen HC, Hung KH, Huang YC. Staphylococcus aureus keratitis in Taiwan: genotyping, antibiotic susceptibility, and clinical features. Int J Mol Sci 2022 Oct 3;23（19）:11703.

2. Huang TE, Ou JH, Hung N, Yeh LK, Ma DH, Tan HY, Chen HC, Hung KH, Fan YC, Sun PL, Hsiao CH.J Fusarium Keratitis in Taiwan: Molecular Identification, Antifungal Susceptibilities, and Clinical Features. J Fungi（Basel）. 2022 May 3;8（5）:476.

3. Chang YH, Kang EY, Liu PK, Levi SR, Wang HH, Tseng YJ, Seo GH, Lee H, Yeh LK, Chen KJ, Wu

WC, Lai CC, Liu L, Wang NK. Photoreceptor Manifestations of Primary Mitochondrial Optic Nerve Disorders. Invest Ophthalmol Vis Sci. 2022 May 2;63（5）:5

4. Hsiao FC, Meir YJ, Yeh LK, Tan HY, Hsiao CH, Ma DH, Wu WC, Chen HC. Amniotic membrane transplantation in a patient with impending perforated corneal ulcer caused by Streptococcus mitis: A case report and review of literature. World J Clin Cases. 2022 Apr 26;10（12）:3923-3929.

5. Hung KH, Lin C, Roan J, Kuo CF, Hsiao CH, Tan HY, Chen HC, Ma DH, Yeh LK*, Lee OK. Application of a Deep Learning System in Pterygium Grading and Further Prediction of Recurrence with Slit Lamp Photographs. Diagnostics（Basel）. 2022 Apr 2;12（4）:888.

6. Hung KH, Yeh LK. Ex Vivo and In Vivo Animal Models for Mechanical and Chemical Injuries of Corneal Epithelium. J Vis Ex 2022 Apr 6;（182）.

7. Su CY, Yeh LK, Tsao YF, Lin WP, Hou CH, Huang HF, Lai CC, Fang HW. The Effect of Different Cleaning Methods on Protein Deposition and Optical Characteristics of Orthokeratology Lenses. Polymers（Basel）. 2021 Dec 9;13

（24）:4318.

8. Chen YL, Kang EY, Yeh LK, Ma DHK, Tan HY, Chen HC, Hung KH, Huang YC, Hsiao CH. Clinical Features and Molecular Characteristics of Methicillin-Susceptible Staphylococcus aureus Ocular Infection in Taiwan. Antibiotics（Basel）. 2021 Nov 25;10（12）:1445.

9. Peng WH, Liao ML, Huang WC, Liu PK, Levi SR, Tseng YJ, Lee CY, Yeh LK, Chen KJ, Chien CL, Wang NK. Conditional Deletion of Activating Rearranged During Transfection Receptor Tyrosine Kinase Leads to Impairment of Photoreceptor Ribbon Synapses and Disrupted Visual Function in Mice. Front Neurosci. 2021 Nov 5;15:728905.

10. Liu PK, Ryu J, Yeh LK, Chen KJ, Tsang SH, Liu L, Wang NK. A novel KCNV2 mutation in a patient taking hydroxychloroquine associated with cone dystrophy with supernormal rod response. Ophthalmic Genet. 2021 Aug;42（4）:458-463.

11. Su CY, Yeh LK, Fan TW, Lai CC, Fang HW. Albumin Acts as a Lubricant on the Surface of Hydrogel and Silicone Hydrogel Contact Lenses. Polymers（Basel）. 2021 Jun 23;13（13）:2051.

12. Chen HC, Huang CW, Yeh LK, Hsiao FC, Hsueh

YJ, Meir YJ, Chen KJ, Cheng CM, Wu WC. Accelerated Corneal Endothelial Cell Loss after Phacoemulsification in Patients with Mildly Low Endothelial Cell Density. J Clin Med. 2021 May 24;10（11）:2270.

13. Ma DH, Tsai TY, Pan LY, Chen SY, Hsiao CH, Yeh LK, Tan HY, Lu CW, Chen CB, Chung WH. Clinical Aspects of Stevens-Johnson Syndrome/ Toxic Epidermal Necrolysis With Severe Ocular Complications in Taiwan. Front Med （Lausanne）. 2021 May 12;8:661891.

14. Tsao YT, Wu WC, Chen KJ, Yeh LK, Hwang YS, Hsueh YJ, Chen HC, Cheng CM. Analysis of aqueous humor total antioxidant capacity and its correlation with corneal endothelial health. Bioeng Transl Med. 2020 Dec 5;6（2）:e10199.

15. Hung KH, Tan HY, Chen HC, Yeh LK*. Clinical characteristics and topographic findings of corneal ectasia in patients with symptomatic Demodex blepharitis. Taiwan J Ophthalmol. 2020 Sep 30;11（2）:146-155.

16. Huang CY, Kang EY, Yeh LK, Wu AL, Liu PK, Huang IW, Ryu J, Liu L, Wu WC, Lai CC, Chen KJ, Wang NK. Predicting visual acuity in Bietti crystalline dystrophy: evaluation of image

parameters.BMC Ophthalmol. 2021 Feb 4;21（1）:68.

17. Ho MC, Kang EY, Yeh LK, Ma DHK, Lin HC, Tan HY, Chen HC, Hsiao CH. Clinico-microbiological profile of Burkholderia cepacia keratitis: a case series. Ann Clin Microbiol Antimicrob. 2021 Jan 7;20（1）:6.

18. Hung KH, Lan YH, Lin JY, Kang EY, Tan HY, Chen HC, Hsiao CH, Yeh LK*. Potential Role and Significance of Ocular Demodicosis in Patients with Concomitant Refractory Herpetic Keratitis. Clin Ophthalmol. 2020 Dec 23;14:4469-4482.

19. Hung KH, Yeh LK*. Clinical appearance and pathological findings of conjunctival myxoma: Case report and literature review. Am J Ophthalmol Case Re 2020 Aug 5;19:100860.

20. Chang MC, Kuo YJ, Hung KH, Peng CL, Chen KY, Yeh LK*. Liposomal dexamethasone-moxifloxacin nanoparticle combinations with collagen/gelatin/alginate hydrogel for corneal infection treatment and wound healing. Biomed Mater. 2020 Aug 10;15（5）:055022.

21. Hung N, Yeh LK, Ma DH, Lin HC, Tan HY, Chen HC, Sun PL, Hsiao CH. Filamentous Fungal Keratitis in Taiwan: Based on Molecular Diagnosis.

Transl Vis Sci Technol. 2020 Jul 21;9（8）:32.

22. Zhang L, Yuan Y, Yeh LK, Dong F, Zhang J, Okada Y, Kao WWY, Liu CY, Zhang Y. Excess Transforming Growth Factor-α Changed the Cell Properties of Corneal Epithelium and Stroma. Invest Ophthalmol Vis Sci. 2020 Jul 1;61（8）:20.

23. Hung KH, Hsiao CH, Tan HY, Chen HC, Ma DH, Lin HC, Yeh LK*. Clinical demographics of pterygium excision and prevalence of conjunctival intraepithelial neoplasia: a 15-year review.Int Ophthalmol. 2020 Jul;40（7）:1781-1788.

24. Chang MC, Luo TY, Huang CY, Peng CL, Chen KY, Yeh LK*. The new ophthalmic formulation for infection control by combining collagen/gelatin/alginate biomaterial with liposomal chloramphenicol. Biomed Phys Eng Express. 2020 Jun 12;6（4）:045017.

25. Huang CY, Kang EY, Kuo HC, Chen CM, Lo FS, Yeh LK, Chen KJ, Wang NK, Takahashi VKL, Xu CL, Tsang SH. Diagnostic and Therapeutic Challenges. Retina. 2020 Apr;40（4）:795-801.

26. Chen YT, Yeh LK, Ma DHK, Lin HC, Sun CC, Tan HY, Chen HC, Chen SY, Sun PL, Hsiao CH. Paecilomyces/ Purpureocillium keratitis:

A consecutive study with a case series and literature review. Med Mycol. 2020 Apr 1;58（3）:293-299.

27. Kang EY, Chen HT, Hsueh YJ, Chen HC, Tan HY, Hsiao CH, Yeh LK, Wu WC. Corneal Sensitivity and Tear Function in Recurrent Corneal Erosion Syndrome. Invest Ophthalmol Vis Sci. 2020 Mar 9;61（3）:21.

28. Su CY, Yeh LK（equal first author）, Lai CC, Dubuisson M, Tsao YF, Tseng CL, Fang AH. The Bio-Tribological Effect of Poly-Gamma-Glutamic Acid in the Lysozyme-Ionic Contact Lens System. Polymers（Basel）. 2020 Jan 7;12（1）:156.

29. Hung N, Hsiao CH, Yang CS, Lin HC, Yeh LK, Fan YC, Sun PL. Colletotrichum keratitis: A rare yet important fungal infection of human eyes. Mycoses. 2020 Apr;63（4）:407-415.

30. Hsueh YJ, Meir YJ, Yeh LK, Wang TK, Huang CC, Lu TT, Cheng CM, Wu WC, Chen HC. Topical Ascorbic Acid Ameliorates Oxidative Stress-Induced Corneal Endothelial Damage via Suppression of Apoptosis and Autophagic Flux Blockage. Cells. 2020 Apr 11;9（4）:943.

31. Hung KH, Yeh LK*. Clinical appearance and pathological findings of conjunctival myxoma:

Case report and literature review. Am J Ophthalmol Case Re 2020 Aug 5;19:100860.

32. Su CY, Yeh LK（equal first author）, Lai CC, Li KY, Tseng CL, Fang HW. Effects of lysosomal deposition on the friction coefficient of hydrogel contact lenses. Cont Lens Anterior Eye. 2020 Apr;43（2）:144-148.

33. Okada Y, Zhang Y, Zhang L, Yeh LK, Wang YC, Saika S, Liu CY. Shp2-mediated MAPK pathway regulates ΔNp63 in epithelium to promote corneal innervation and homeostasis. Lab Invest. 2020 Apr;100（4）:630-642.

34. Hsiao FC, Chen PY, Meir YJ, Tan HY, Hsiao CH, Lin HC, Ma DH, Yeh LK, Wu WC, Chen HC. Clinical Outcomes of Penetrating Keratoplasty and Descemet Stripping Automated Endothelial Keratoplasty in Asian Population with American Corneas. Int J Environ Res Public Health. 2019 Nov 17;16（22）:4547.

35. Hsiao CH, Hwang YS, Chuang WY, Ma DHK, Yeh LK, Chen SY, Shu JC. Prevalence and clinical consequences of cytomegalovirus DNA in the aqueous humour and corneal transplants. Br J Ophthalmol. 2018 Jun 28:bjophthalmol-2018-312196.

36. Su CY, Lai CC, Yeh LK, Li KY, Shih BW, Tseng CL, Fang HW. The characteristics of a preservative-free contact lens care solution on lysozyme adsorption and interfacial friction behavior. Colloids Surf B Biointerfaces. 2018 Nov 1;171:538-543.

37. Kang EY, Lo FS, Wang JP, Yeh LK, Wu AL, Tseng YJ, Yeh CT, Liu L, Chen KJ, Wu WC, Lai CC, Wang NK; Nomogram for prediction of non-proliferative diabetic retinopathy in juvenile-onset type 1 diabetes: a cohort study in an Asian population. Chang Gung Juvenile Diabetes Eye Study Grou Sci Re 2018 Aug 15;8（1）:12164.

38. Wang NK, Fu Y, Wang JP, Kang EY, Wu AL, Tseng YJ, Yeh LK, Chen KJ, Wu WC, Ho WJ, Lai CC. Peripheral Vascular Endothelial Dysfunction in Central Serous Chorioretinopathy. Invest Ophthalmol Vis Sci. 2017 Sep 1;58（11）:4524-4529.

39. Gesteira TF, Sun M, Coulson-Thomas YM, Yamaguchi Y, Yeh LK, Hascall V, Coulson-Thomas VJ. Hyaluronan Rich Microenvironment in the Limbal Stem Cell Niche Regulates Limbal Stem Cell Differentiation. Invest Ophthalmol Vis Sci. 2017 Sep 1;58（11）:4407-4421.

40. Wu AL, Wang JP, Tseng YJ, Liu L, Kang YC, Chen KJ, Chao AN, Yeh LK, Chen TL, Hwang YS, Wu WC, Lai CC, Wang NK. Multimodal imaging of mosaic retinopathy in carriers of hereditary X-linked recessive diseases. Retina. 2017 Apr 3.

41. Chen HC, Lee CY, Lin HY, Ma DH, Chen PY, Hsiao CH, Lin HC, Yeh LK, Tan HY. Shifting trends in microbial keratitis following penetrating keratoplasty in Taiwan. Medicine（Baltimore）. 2017 Feb;96（5）:e5864.

42. Chen HC, Lee CY, Lin HY, Ma DH, Chen PY, Hsiao CH, Lin HC, Yeh LK, Tan HY. Shifting trends in microbial keratitis following penetrating keratoplasty in Taiwan. Medicine（Baltimore）. 2017 Feb;96（5）:e5864.

43. Ho YJ, Chen HC, Chang SH, Yeh LK, Ma DH. A method to preserve limbus during penetrating keratoplasty for a case of presumed PHACES syndrome with sclerocornea: A case report. Medicine（Baltimore）. 2016 Oct;95（41）:e4938.

44. Wu AL, Yeh LK, Ma DH, Chen PY, Lin HC, Sun CC, Tan HY, Chen HC, Chen SY, Hsiao CH. Clinical Characteristics of Stenotrophomonas maltophilia Keratitis.Cornea. 2016 Jun;35（6）:795-800.

45. Hsiao CH, Sun CC, Yeh LK, Ma DH, Chen PY,

Lin HC, Tan HY, Chen HC, Chen SY, Huang YC. Shifting Trends in Bacterial Keratitis in Taiwan: A 10-Year Review in a Tertiary-Care Hospital. Cornea. 2016 Mar;35（3）:313-7.

46. Ma DH, Chen HC, Ma KS, Lai JY, Yang U, Yeh LK, Hsueh YJ, Chu WK, Lai CH, Chen JK. Preservation of human limbal epithelial progenitor cells on carbodiimide cross-linked amniotic membrane via integrin-linked kinase-mediated Wnt activation. Acta Biomater. 2016 Feb;31:144-55. Epub 2015 Nov 26.

47. Wang NK, Wu YM, Wang JP, Liu L, Yeung L, Chen YP, Chen YH, Yeh LK, Wu WC, Chuang LH, Lai CC. Clinical Characteristics of Posterior Staphylomas in Myopic Eyes With Axial Length Shorter Than 26.5 Millimeters. Am J Ophthalmol. 2016 Feb;162:180-190.

48. Lin TY, Yeh LK, Ma DH, Chen PY, Lin HC, Sun CC, Tan HY, Chen HC, Chen SY, Hsiao CH. Risk Factors and Microbiological Features of Patients Hospitalized for Microbial Keratitis: A 10-Year Study in a Referral Center in Taiwan. Medicine （Baltimore）. 2015 Oct;94（43）:e1905.

49. Tsai YJ, Wu SY, Huang HY, Ma DH, Wang NK, Hsiao CH, Cheng CY, Yeh LK*. Expression of

retinoic acid-binding proteins and retinoic acid receptors in sebaceous cell carcinoma of the eyelids. BMC Ophthalmol. 2015 Oct 26;15:142.

50. Kang YC, Hsiao CH, Yeh LK, Ma DH, Chen PY, Lin HC, Tan HY, Chen HC, Chen SY, Huang YC. Methicillin-Resistant Staphylococcus aureus Ocular Infection in Taiwan: Clinical Features, Genotying, and Antibiotic Susceptibility. Medicine（Baltimore）. 2015 Oct;94（42）:e1620.

51. Zhang Y, Yeh LK, Zhang S, Call M, Yuan Y, Yasunaga M, Kao WW, Liu CY. Wnt/β-catenin signaling modulates corneal epithelium stratification via inhibition of Bmp4 during mouse development. Development. 2015 Oct 1;142（19）:3383-93.

52. Wang NK, Lai CC, Wang JP, Wu WC, Liu L, Yeh LK, Tseng HJ, Chang CJ, Lo FS; Chang Gung Juvenile Diabetes Eye Study Grou Risk factors associated with the development of retinopathy 10yr after the diagnosis of juvenile-onset type 1 diabetes in Taiwan: a cohort study from the CGJDES. Pediatr Diabetes. 2015 Sep 2. doi: 10.1111/pedi.12312. [Epub ahead of print]

53. Coulson-Thomas VJ, Chang SH, Yeh LK, Coulson-Thomas YM, Yamaguchi Y, Esko J, Liu CY, Kao W.

Loss of corneal epithelial heparan sulfate leads to corneal degeneration and impaired wound healing. Invest Ophthalmol Vis Sci. 2015 May;56（5）:3004-14.

54. Wang NK, Liu L, Chen HM, Tsai S, Chang TC, Tsai TH, Yang CM, Chao AN, Chen KJ, Kao LY, Yeung L, Yeh LK, Hwang YS, Wu WC, Lai CC. Clinical presentations of X-linked retinoschisis in Taiwanese patients confirmed with genetic sequencing. Mol Vis. 2015 Apr 28;21:487-501. eCollection 2015.

55. Li YH, Cheng CY, Wang NK, Tan HY, Tsai YJ, Hsiao CH, Ma DH, Yeh LK*. Characterization of the modified chitosan membrane cross-linked with genipin for the cultured corneal epithelial cells.Colloids Surf B Biointerfaces. 2015 Feb 1;126:237-44.

56. Liu CF, Liu L, Lai CC, Chou JC, Yeh LK, Chen KJ, Chen YP, Wu WC, Chuang LH, Sun CC, Wang NK. Multimodal imaging including spectral-domain optical coherence tomography and confocal near-infrared reflectance for characterization of lacquer cracks in highly myopic eyes. 2014 Sep 19. doi: 10.1038/eye.2014.221.

57. Ho YF, Yeh LK, Tan HY, Chen HC, Chen YF, Lin

HC, Chen SY, Hui-Kang D, Hsiao CH. Infectious scleritis in Taiwan-a 10-year review in a tertiary-care hospital. Cornea. 2014;33（8）:838–843.

58. Hsiao CH, Yeh LK, Chen HC, Lin HC, Chen PY, Ma DH, Tan HY. Clinical characteristics of alternaria keratitis. J Ophthalmol. 2014; 2014:536985.

59. Ma DH, Yeh LK, Chen HC, Chang AM, Ho YJ, Chang SH, Yang U. Epithelial phenotype in total sclerocornea. Mol Vis. 2014 Apr 11;20: 468-79. eCollection 2014.

60. Lee YS, Tan HY, Yeh LK, Lin HC, Ma DH, Chen HC, Chen SY, Chen PY, Hsiao CH. Pediatric Microbial Keratitis in Taiwan: Clinical and Microbiological Profiles, 1998-2002 Versus 2008-2012. Am J Ophthalmol. 2014 Jan 29. S0002-9394（14）00043-9.

61. Ong SJ, Huang YC, Tan HY, Ma DH, Lin HC, Yeh LK, Chen PY, Chen HC, Chuang CC, Chang CJ, Hsiao CH. Staphylococcus aureus Keratitis: A Review of Hospital Cases. PLoS One. 2013 Nov 11;8（11）:e80119.

62. Ng GY, Yeh LK（equal first author）, Zhang Y, Liu H, Feng GS, Kao WW, Liu CY. Role of SH2-containing tyrosine phosphatase Shp2 in mouse corneal epithelial stratification. Invest

Ophthalmol Vis Sci. 2013 Nov 7. pii: iovs.13-12646.

63. Wang NK, Lai CC, Liu CH, Yeh LK, Chou CL, Kong J, Nagasaki T, Tsang SH, Chien CL. Origin of fundus hyperautofluorescent spots and their role in retinal degeneration in a mouse model of Goldmann-Favre syndrome. Dis Model Mech. 2013;6（5）:1113-22.

64. Yuan Y, Yeh LK（equal first author）, Liu H, Yamanaka O, Hardie WD, Kao WW, Liu CY. Targeted overexpression of TGF-α in the corneal epithelium of adult transgenic mice induces changes in anterior segment morphology and activates noncanonical Wnt signaling. Invest Ophthalmol Vis Sci. 2013 Mar 11;54（3）:1829-37.

65. Chen HC, Yeh LK, Tsai YJ, Lai CH, Chen CC, Lai JY, Sun CC, Chang G, Hwang TL, Chen JK, Ma DH. Expression of angiogenesis-related factors in human corneas after cultivated oral mucosal epithelial transplantation. Invest Ophthalmol Vis Sci. 2012 Aug 17;53（9）:5615-23.

66. Wang NK, Lai CC, Chu HY, Chen YP, Chen KJ, Wu WC, Yeh LK, Chuang LH, Chen TL. Classification of Early Dry-Type Myopic Maculopathy with Macular Choroidal Thickness. Am J Ophthalmol.

2011 Nov 7. [Epub ahead of print]

67. Ma DH, Lai JY, Yu ST, Liu JY, Yang U, Chen HC, Yeh LK, Ho YJ, Chang G, Wang SF, Chen JK, Lin KK. Up-regulation of heat shock protein 70-1 （Hsp70-1）in human limbo-corneal epithelial cells cultivated on amniotic membrane: A proteomic study. J Cell Physiol. 2011 Jul 12.

68. Wang IJ, Tsai RJ, Yeh LK, Tsai RY, Hu FR, Kao WW. Changes in corneal basal epithelial phenotypes in an altered basement membrane. PLoS One. 2011 Jan 14;6（1）:e14537.

69. Lin HC, Ma DH, Chen YF, Yeh LK, Hsiao CH. Late-onset intrascleral dissemination of Stenotrophomonas maltophilia scleritis after pterygium excision. Cornea. 2011 Jun;30（6）:712-5.

70. Chen KJ, Sun CC, Hsiao CH, Tan HY, Yeh LK. Treatment for fungal endophthalmitis resulting from keratitis. Am J Ophthalmol. 2011 Jan;151 （1）:185-6; author reply 186.

71. Lin PH, Wang NK, Hwang YS, Ma DH, Yeh LK*. Bee Sting of the Cornea and Conjunctiva: Management and Outcomes. Cornea. 2011 Apr;30（4）:392-4.

72. Yeh JT, Yeh LK, Jung SM, Chang TJ, Wu HH, Shiu TF, Liu CY, Kao WW, Chu PH* Impaired

Skin Wound Healing in Lumican-null Mice. Br J Dermatol. 2010 Dec;163（6）:1174-802010.

73. Wang IJ*, Jhuang MC, Chen YH, Yeh LK, Liu CY, Young TH. Chitosan modification of adenovirus to modify transfection efficiency in bovine corneal epithelial cells. PLoS One. 2010 Aug 10;5（8）:e12085.

74. Yeh LK, Liu CY, Kao WW, Huang CJ, Hu FR, Chien CL*, Wang IJ*. Knockdown of zebrafish lumican gene（zlum）causes scleral thinning and increased size of scleral coats. J Biol Chem. 2010 Sep 3;285（36）:28141-55. Epub 2010 Jun 15.

75. Ma DH*, Lai JY, Cheng HY, Tsai CC, Yeh LK. Carbodiimide cross-linked amniotic membranes for cultivation of limbal epithelial cells. Biomaterials. 2010 Sep;31（25）:6647-58. Epub 2010 Jun 11.

76. Zhang Y, Call MK, Yeh LK, Liu H, Kochel T, Wang IJ, Chu PH, Taketo MM, Jester JV, Kao WW, Liu CY*. Aberrant expression of a beta-catenin gain-of-function mutant induces hyperplastic transformation in the mouse cornea. J Cell Sci. 2010 15;123（Pt 8）:1285-94. Epub 2010 Mar 23.

77. Hsiao CH*, Lee BH, Ngan KW, Chuang WY, Yeung L, Yeh LK, Tan HY, Hui-Kang D, Lin KK. Presence

of human papillomavirus in pterygium in Taiwan. Cornea. 2010 Feb;29（2）:123-7.

78. Hsiao CH*, Yeung L, Yeh LK, Kao LY, Tan HY, Wang NK, Lin KK, Ma DH. Pediatric herpes simplex virus keratitis. Cornea. 2009 Apr;28（3）:249-53.

79. Chu PH*, Yeh LK, Lin HC, Jung SM, Ma DH, Wang IJ, Wu HH, Shiu TF, Chen J. Deletion of the FHL2 gene attenuating neovascularization after corneal injury. Invest Ophthalmol Vis Sci. 2008 Dec;49（12）:5314-8.

80. Lin HC*, Hsiao CH, Ma DH, Yeh LK, Tan HY, Lin MY, Huang SC. Medical treatment for combined Fusarium and Acanthamoeba keratitis. Acta Ophthalmol. 2009 Mar;87（2）:199-203.

81. Yeh LK, Chen YH, Chiu CS, Hu FR, Young TH, Wang IJ*. The phenotype of bovine corneal epithelial cells on chitosan membrane. J Biomed Mater Res A. 2009 Jul;90（1）:18-26.

82. Chen CC, Yeh LK, Liu CY, Kao WW, Samples JR, Lin SJ, Hu FR, Wang IJ*. Morphological differences between the trabecular meshworks of zebrafish and mammals. Curr Eye Res. 2008 Jan;33（1）:59-72.

83. Yeh LK, Liu CY, Chien CL, Converse RL, Kao

W.W.-Y, Chen MS, Hu FR, Hsieh FJ, and Wang IJ*. Molecular analysis and characterization of zebrafish keratocan（ZKERA）gene. J of Biological Chemistry. 2008 Jan 4;283（1）:506-17.（SCI）

84. Yeh LK, Chiu CJ, Fong CF, Wang IJ*, Chen WL, Hsiao CK, Shih YF, Hu FR, Lin LK. The genetic effect on refractive error and anterior corneal aberration: the twin eye study. J of Refractive Surgery. 2007 Mar; 23:257-265.（SCI）

85. Lim G CS, Yeh LK*, Lin HC, Huang SC. Sequels, complications and management of a chemical burn associated with cement splash. Chang Gung Med J. 2006 Jul; 29（4）: 424-9.

86. Ouyang J, Shen YC, Yeh LK, Li W, Coyle BM, Liu CY*, Fini ME. Pax6 overexpression suppresses cell proliferation and retards the cell cycle in corneal epithelial cells. Invest Ophthalmol Vis Sci. 2006, Jun 47（6）:2397-407. SCI）

87. Espana EM, Kawakita T, Di Pascuale MA, Li W, Yeh LK, Parel JM, Liu CY, Tseng SC*. The heterogeneous murine corneal stromal cell populations in vitro. Invest Ophthalmol Vis Sci. 2005 Dec; 46（12）:4528-35.（SCI）

88. Hsiao CH*, Lin HC, Chen YF, Ma DH, Yeh LK,

Tan HY, Huang SC, Lin KK. Infectious keratitis related to overnight orthokeratology. Cornea. 2005 Oct;24（7）:783-8.（SCI）

89. Kawakita T, Espana EM, He H, Hornia A, Yeh LK, Ouyang J, Liu CY, Tseng SC*. Keratocan expression of murine keratocytes is maintained on amniotic membrane by down-regulating transforming growth factor-beta signaling. J Biol Chem. 2005 Jul; 280（29）: 27085-92.（SCI）

90. Yeh LK, Chen WL, Li W, Espana EM, Ouyang J, Kawakita T, Kao W.W.-Y., Tseng SCG, Liu CY*. Soluble Lumican Glycoprotein Purified from Human Amniotic Membrane Promotes Corneal Epithelial Wound Healing. Invest Ophthalmol Vis Sci. 2005, 46（2）:479-86.（SCI）

91. Kawakita T, Espana EM, He H, Yeh LK, Liu CY, Tseng SC*. Calcium-induced abnormal epidermal-like differentiation in cultures of mouse corneal-limbal epithelial cells. Invest Ophthalmol Vis Sci. 2004 Oct;45（10）:3507-12.（SCI）

92. Ma DH*, Yao JY, Yeh LK, Liang ST, See LC, Chen HT, Lin KY, Liang CC, Lin KK, Chen JK. In vitro antiangiogenic activity in ex vivo expanded human limbocorneal epithelial cells cultivated on human amniotic membrane.Invest Ophthalmol

Vis Sci. 2004 Aug;45（8）:2586-95.（SCI）

93. Tseng SCG*, Espana EM, Kawakita T, Dipascuale MA, Li W, He H, Liu TS, Cho TH,Gao YY, Yeh LK, Liu CY. How Does Amniotic Membrane Work? The Ocular Surface. 2004, Jul; 2（3）: 10-20.

Domestic Publication:

94. Yeh LK*, Chen YF, Hsiao CH, Ma DHK. Physiological Changes in the Ocular Surface due to the use of Contact lenses. Taiwan Journal of Ophthalmology（中華民國眼科醫學會雜誌）. 2013,52; 1（1）: 1-8.

95. Yeh LK*, Chen YF, Ma DHK. Advanced Surgery and Ocular Surface Reconstruction for Corneal injury. Taiwan Journal of Ophthalmology（中華民國眼科醫學會雜誌）. 2011,50; 2: 267-273.

96. Lin PH, Wang NK, Chen KJ, Lin KK, Yeh LK*. Retinal Vasculitis following Corneal Penetrating injury - A Case Report. Taiwan Journal of Ophthalmology（中華民國眼科醫學會雜誌）. 2009,48;4,540-543.

97. Hsiao CH*, Yeh LK, Chao AN, Chen YF, Lin KK. Pseudomonas aeruginosa corneal ulcer related to overnight orthokeratology. Chang Gung Med J. 2004 Mar;27（3）:182-7.

98. Yeh LK, Tan HY, Huang SC*, Tsai SY, Tsai RJ.

Annual database of intraocular lens power in a Taiwanese population. Chang Gung Med J. 2004 Jan;27（1）:44-9.

99. Yeh LK, Lin HC, Ma DH*. Amniotic membrane grafts following excision of corneal and conjunctival intraepithelial neoplasia. Chang Gung Med J. 2003 Oct;26（10）: 737-44.

100. Kao SC*, Yeh LK, Tsai CC, Hsu WM. Ectopic lacrimal gland cyst of the orbit. Chinese Medical Journal（Taipei）. 2000 Apr;63（4）:334-8.

101. Yeh LK, Yang CS*, Lee FL, Hsu WM, Liu JH. Solar retinopathy: a case report. Chinese Medical Journal（Taipei）. 1999 Dec;62（12）:886-90.

102. Yeh LK, Kao SC*, Tsai CC, Hsu WM, Liu JH. Delayed-onset of Pseudomonas infection in a hydroxyapatite orbital implant: a case report. Chinese Medical Journal（Taipei）. 1999 Nov;62（11）:832-7.

INVITED SPEAKER（受邀演講）

1. 2006-12-09：中華民國眼科醫學會: Soluble Lumican Glycoprotein Purified from human Amniotic Membrane Promotes Corneal Epithelial Wound Healing

2. 2007-10-06：臺灣眼科學教授學術醫學會秋季學術研

討會：Molecular Analysis and Characterization of Zebrafish Keratocan（*zKera*）gene

3. 2007-11-27：臺大醫學院解剖所演講：Molecular Analysis and Characterization of

4. Zebrafish Keratocan（*zKera*）gene and Lumican（zLum）gene

5. 2008-04-23：浙江金華醫院海峽兩岸眼科學術研討會：The role of lumican protein on the cornea透明蛋白在角膜上的角色

6. 2008-09-27：臺北市立聯合醫院角膜聯合研討會：Clinical applications of amniotic membrane.

7. 2009-05-24：桃竹苗地區眼科醫師學術聯誼會：Stevens-Johnson Syndrome: Ocular Presentation, Pathogenesis, and Management.

8. 2009-11-14：中華民國眼科醫學會：Molecular analysis and characterization of zebrafish keratocan（ZKERA）gene.

9. 2010-03-27：臺灣眼科學教授學術醫學會春季學術研討會：嚴重乾眼病人之處置 Management of Severe Form of Dry eye

10. 2010-10-02：中山醫學大學2010秋季當代視光學系列研討會：以斑馬魚動物模式研究lumican基因在近視疾病中所扮演之角色

11. 2011-03-25：元培科技大學2011視光產學論壇專題演講：近視之動物模式研究

12. 2013-03-21：元培科技大學2012視光產學論壇專題演講：Physiological Changes in the Ocular Surface due to the use of Contact lenses.

13. 2018台灣眼科學教授學術醫學會春季學術研討會演講Prospective evaluation of intense pulsed light therapy for MGD-related dry eyesyndrome: Think outside the Eye

14. 2019 Academic And Annual Meeting of The Ophthalmological Society of The Republic of China. Application of UMSC cell therapy in animal model. Invited speech.

15. 2019 台灣眼科學教授學術醫學會秋季學術研討會演講 Referral from medical clinic

16. 2020 Academic And Annual Meeting of The Ophthalmological Society of The Republic of China. The clinical preliminary outcomes of Intense pulsed light（IPL）on ocular rosacea patients caused by *demodex* infestation以脈衝光治療蠕形蟎引起眼酒糟病例之初步臨床結果Invited speech

17. 2021 May The clinical preliminary outcomes of Platelet Rich Plasma-based Bioactive molecules therapy in ocular surface diseases 再生醫學活化因子療法對眼表層疾病的初步臨床結果（地會）Invited speech.

18. 2021 Academic And Annual Meeting of The Ophthalmological Society of The Republic of China. Ocular surface manifestations in patients with *demodex* blepharitis., Oral presentation. Invited speech.

19. 2021春季學術研討會（2021年3月）台灣眼科學教授學術醫學會演講 I prefer DSAEK

20. 2022-08-07 皮膚科玫瑰斑共識會議Ocular Rosacea，Oral presentation. Invited speech.

黃常銘 醫師

現　任：
台大醫院皮膚科主治醫師
中華民國皮膚科專科醫師

醫學會：
台灣皮膚科醫學會會員
台灣皮膚美容外科醫學會會員
台灣醫用雷射光電學會會員

學　歷：
國立台灣大學醫學系

經　歷：
台大醫院皮膚科住院醫師
台大醫院皮膚科總醫師

專　長：
青春痘、玫瑰斑（酒糟）、皮膚腫瘤、外科雷射、美容醫學。

CURRICULUM VITAE-HUANG, CHANG-MING

Dermatologist, Taiwan

Attending Physician, Department of Dermatology, National Taiwan University Hospital

EDUCATION:

MD, National Taiwan University Hospital（2009~2016）

Resident, Department of Dermatology, National Taiwan University Hospital（2018-2022）

PROFESSIONAL SOCIETIES:

Member, Taiwanese Dermatological Association

Member, Taiwan Society for Dermatological and Aesthetic Surgery

Member, Laser and Photonics Medicine Society of the Republic of China

LIST OF PUBLICATIONS（論文發表）：

1. Huang CM, Tsai TF. Clinical characteristics, genetics, comorbidities and treatment of palmoplantar pustulosis: A retrospective analysis of 66 cases in a single center in Taiwan. J Dermatol 2020;47:1046-9.

2. Huang CM, Tsai TF. Reply to Drs Brunasso

and Massone about palmoplantar pustulosis and psoriasis. J Dermatol 2021;48:e48.

3. Huang CM, Tsai TF. Use of brodalumab for the treatment of pyoderma gangrenosum: A case report. 2021;39:57-8.

4. Huang HP, Hsu CK, Chao SC, Yang CC, Chen GS, Lin CH, Huang CM, Lee JY. Eosinophilic pustular folliculitis associated with *Demodex* overgrowth or demodicosis on the face - A report of five cases. 2021;39:132-6.

5. Huang CM, Tsai TF. Topical diphenylcyclopropenone in the treatment of alopecia areata: A 10-year follow-up of 86 cases in a single center. 2022;40:214-21.

INVITED SPEAKER（受邀演講）

2022

1. 2022酒糟（玫瑰斑）線上講座。July. 17th, 2022.「治療玫瑰斑，那些和蠕形蟎蟲依樣重要的事」

2. 2022台灣醫療科技展。Dec. 3rd, 2022.皮膚科醫學會民眾衛教系列「青春痘與玫瑰斑」

3. 台灣兒童與青少年皮膚醫學會2022年度研討會。Dec.11th,「2022.兒童圓禿治療：DPCP的角色」

國家圖書館出版品預行編目資料

蟎蟲、酒糟與玫瑰斑／黃輝鵬著. --初版.--臺中
市：白象文化事業有限公司，2023.6
　　面；　公分
ISBN 978-626-7253-90-8（平裝）
1.CST: 皮膚科
415.7　　　　　　　　　　　112003639

蟎蟲、酒糟與玫瑰斑

作　　者　黃輝鵬
校　　對　黃輝鵬
發 行 人　張輝潭
出版發行　白象文化事業有限公司
　　　　　412台中市大里區科技路1號8樓之2（台中軟體園區）
　　　　　出版專線：（04）2496-5995　　傳真：（04）2496-9901
　　　　　401台中市東區和平街228巷44號（經銷部）
　　　　　購書專線：（04）2220-8589　　傳真：（04）2220-8505
專案主編　林榮威
出版編印　林榮威、陳逸儒、黃麗穎、水邊、陳媁婷、李婕
設計創意　張禮南、何佳諠
經紀企劃　張輝潭、徐錦淳
經銷推廣　李莉吟、莊博亞、劉育姍、林政泓
行銷宣傳　黃姿虹、沈若瑜
營運管理　林金郎、曾千熏
印　　刷　基盛印刷工場
初版一刷　2023年6月
二版一刷　2023年9月
定　　價　500元